Dr. Andrea Flemmer | Friedrich Graf

Das Geheimnis jung zu bleiben und alt zu werden

DR. ANDREA FLEMMER | FRIEDRICH GRAF

DAS GEHEIMNIS JUNG ZU BLEIBEN UND ALT ZU WERDEN

Demenz-Prophylaxe
Kraft & Beweglichkeit
Ernährung & Gefäßgesundheit

GOLDEGG VERLAG

Bildrechte Umschlag: Ortis/Adobe Stock
Bildrechte Gestaltung Umschlag: Kathrin Steigerwald, Hamburg
Bildrechte Autorenfotos: © Flemmer/Graf

Der Verlag und seine Autoren sind für Reaktionen, Hinweise oder Meinungen dankbar. Bitte wenden Sie sich diesbezüglich an verlag@goldegg-verlag.com.

Der Goldegg Verlag achtet bei seinen Büchern und Magazinen auf nachhaltiges Produzieren. Goldegg Bücher sind umweltfreundlich produziert und orientieren sich in Materialien, Herstellungsorten, Arbeitsbedingungen und Produktionsformen an den Bedürfnissen von Gesellschaft und Umwelt.

ISBN: 978-3-99060-246-1

Unter den Linden 21 • D-10117 Berlin
Telefon: +49 800 505 43 76-0

Goldegg Verlag GmbH, Österreich
Mommsengasse 4/2 • A-1040 Wien
Telefon: +43 1 505 43 76-0

E-Mail: office@goldegg-verlag.com
www.goldegg-verlag.com

Layout, Satz und Herstellung: Goldegg Verlag GmbH, Wien
Printed in the EU

»Es ist gar nicht so schwer älter zu werden,
wenn man weiss, wie es geht!«

Friedrich Graf

INHALTSVERZEICHNIS

Geheimnis I
Älter werden ohne Reue

Geheimnis II
Stellenwert der Ernährung, wenn man älter wird

Geheimnis III
Krankheitsvorbeugung mit Lebensmittelinhaltsstoffen

Geheimnis IV
Das Gehirn stärken, und als Senior auf die Uni

Geheimnis V
Anti-Aging auch für das Aussehen

Geheimnis VI
Bewegung und Sport wirken wie ein Jungbrunnen

Geheimnis VII
Schlaf als Lebenselixier

Geheimnis VIII
Heilpflanzen, die gegen Altersbeschwerden helfen

Geheimnis IX
Selbsthilfe bei verschiedenen Beschwerden

Geheimnis X
Gesund 100 Jahre alt werden – geht das?

Anhang

Vorwort

Wer will nicht alt und vor allem gesund älter werden?

»Was ist das Geheimnis des Älterwerdens?« – Diese Frage stellen sich viele Menschen seit Generationen, Altenforscher, Mediziner, Produzenten, Fitness-Gurus und Menschen wie Sie und ich.

Warum ist dieses Buch entstanden?

Seit über einem Jahrzehnt beschäftigen mich als Herausgeber des Magazins »besser länger leben« die verschiedensten Fragen rund um ein erfülltes Leben für Menschen in den besten Jahren und wenn sie in den Ruhestand gehen. Leben und Erleben – und dies möglichst gesund: Vielseitig sind die Wünsche der Mid und Best Ager an ihr Älterwerden. Auf Grund meiner vielseitigen Erfahrungen beim Schreiben von Magazinbeiträgen habe ich den Entschluss gefasst, diese Erfahrungen in einem Buch niederzuschreiben und damit einen kleinen Beitrag zu einem gesünderen Älterwerden zu leisten.

Leider gibt es nicht das eine Geheimnis, das einem zu einem hohen Alter verhilft, es ist eine Fülle von Verhaltensweisen und Lebenseinstellungen, die es zu berücksichtigen gilt. Es beginnt bei genetischen Voraussetzungen, geht über die richtige Ernährung, über Krankheitsvorbeugung, über Anti-Aging, über die Wirkung von Heilpflanzen, bis zur persönlichen Lebenseinstellung und welchen Stellenwert Sport und Bewegung haben.

Ich darf mich hier bei meiner Co-Autorin Dr. Andrea Flemmer herzlich bedanken für ihre Mitarbeit als Diplom-Biologin und Ernährungswissenschaftlerin, deren fachliche Kompetenz einen wichtigen Stellenwert in meinem Buch einnimmt.

Das vorliegende Buch versteht sich als Sachbuch und ist

der ideale Einstieg zur Beschäftigung mit dem eigenen dritten Lebensabschnitt. Es ist nie zu früh, sich auf sein Alter einzustimmen.

In diesem Sinne wünsche ich Ihnen viel Freude und Anregungen beim Lesen.

Ihr
Friedrich Graf

GEHEIMNIS I

ÄLTER WERDEN OHNE REUE

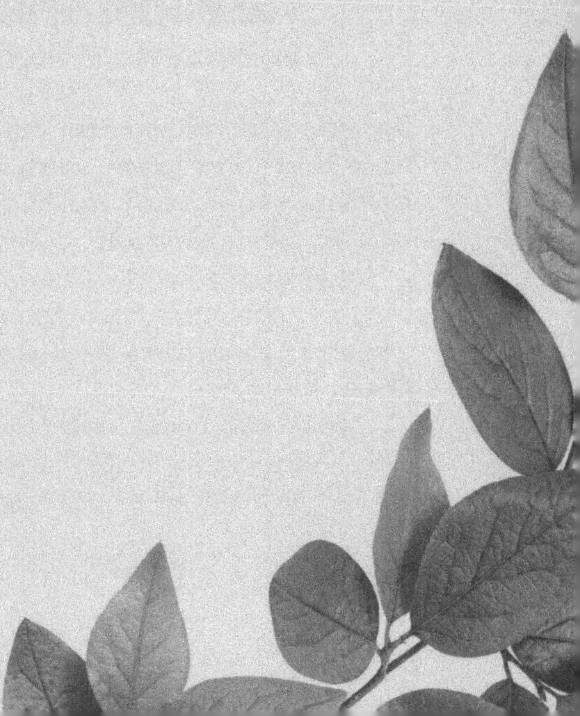

Altern und der Begriff »Anti-Aging« sind heute aktueller denn je. Früher nahm man das Altern als gegeben hin, heute will man den Prozess zumindest verlangsamen.

Es ist bezeichnend für unsere heutige Gesellschaft, dass Altern nicht mehr als gegebene Tatsache hingenommen wird. Mit verschiedenen Anti-Aging-Methoden wollen wir länger jung bleiben – und wir wollen verstehen, warum wir wie altern und wie wir diesen Prozess beeinflussen können. Einige Anti-Aging-Strategien können uns tatsächlich länger jung erhalten, doch wie alt man aussieht und wie alt man sich fühlt, ist eine andere Sache. Nach mehr als zehn Jahren als Herausgeber des Magazins *»besser länger leben«* kenne ich die Wünsche und Sorgen beim Älterwerden sehr genau. Daher war es mir ein Anliegen, diese Erfahrungen zum Älterwerden weiterzugeben. Was tatsächlich hilft, um jung zu bleiben und auch so zu empfinden, erfahren Sie in diesem Buch.

Lebenszyklus des Menschen und biologisches und biografisches Alter

Die alten Griechen gliederten den Lebenszyklus des Menschen in vier (Pythagoras), sieben (Hippokrates) bzw. auch nur in drei (Aristoteles) Phasen. Sogar eine Einteilung in zehn Abschnitte kennt man aus der Antike.

Heutzutage unterscheidet man die Embryogenese (Stadium der befruchteten Eizelle bis zur Organbildung) und die folgenden Lebensphasen der Kindheit, der Jugend und des Erwachsenenalters.

Wir werden immer älter! Seit Mitte des 20. Jahrhunderts beobachten wir in den Industriestaaten einen Anstieg um zwei bis drei Jahre pro Jahrzehnt.

In Deutschland lebten im Jahr 2000 genau 5.937 hundertjährige Menschen, 2017 waren es schon 16.500, also fast dreimal so viele. Auch in Österreich gab es Anfang 2018 laut Statistik Austria insgesamt 1.019 Menschen, die das 100. Lebensjahr vollendet hatten, davon waren stolze 85 Prozent Frauen.

Kommt man heute auf die Welt, besteht bei vielen die Chance, hundert Jahre alt zu werden. Aktuell haben Jungen eine durchschnittliche Lebenserwartung von 78,6, Mädchen von 83,4 Jahren.

Hochbetagte Menschen bleiben oft auch länger gesund. Laut Erkenntnissen des MPI für die Biologie des Alterns in Köln haben diese Menschen offenbar genetische Besonderheiten, die sie vor altersbedingten Krankheiten schützen. Man hat bestimmte Biomarker im Blut gefunden, die anzeigen können, wie schnell eine Person altert. Die Forschung legt nun ihr Augenmerk auf diese Biomarker, um im Detail herauszufinden, wie man Menschen ein möglichst langes, gesundes Leben ermöglichen kann. Zu dieser Forschergruppe gehört auch der Biomediziner Dr. Joris Deelen. Er meint in einem »Spiegel«-Interview vom 27. Dezember 2020: »Wer sich gesund ernährt und Sport treibt, hat deutlich höhere Chancen auf ein langes – und das ist wahrscheinlich mindestens genauso erstrebenswert – gesünderes Leben.«[1] Das ist doch verlockend. Zudem Dr. Deelen in eben diesem Interview meint, dass wir uns allmählich der natürlichen maximalen Lebensspanne nähern: »In einigen Ländern wie den USA stagniert die Lebenserwartung bereits oder ist sogar leicht rückläufig.«

Das Alter, das sich aus unserem Geburtsdatum ergibt, entspricht nicht unbedingt unserem biologischen Alter. Mit Letzterem ist die Verfassung des Körpers gemeint, die im Schnitt einem bestimmten Lebensalter entspricht. Allerdings kann der Körper Anzeichen unterschiedlichen Alters aufweisen: Das Herz eines gut trainierten Sportlers etwa kann in einer ausgezeichneten Verfassung sein und ist damit biologisch jünger, als es seinem biografischen Alter entspricht. Seine Gelenke dagegen können stärkere Verschleißerscheinungen aufweisen, als es seinem Lebensalter entsprechend wäre.

An der Universität Leipzig versuchen Forscher bereits seit längerer Zeit, das biologische Alter zu bestimmen: Dazu werden körperliche, psychische und soziale Merkmale erfasst, bewertet und zu einem »biologischen Index« hochgerechnet. Diese Daten bilden die Grundlage für eine Aussage zum biologischen Alter. Das funktioniert zwar nicht zu 100 Prozent, aber man weiß, dass das biologische vom tatsächlichen Alter um 10 oder 15 Jahre abweichen kann – nach oben oder nach unten. Besonders schlecht schneiden Schichtarbeiter ab, oder Menschen, die jahrelang in Braunkohlegruben gearbeitet haben und Staub sowie Lärm ausgesetzt waren. Dass somit auch Raucher und Übergewichtige schneller altern, kann man sich leicht ausrechnen.

Mit anderen Worten: Es gibt einen Unterschied zwischen dem biologischen und dem biografischen oder chronologischen Alter. Letzteres steht im Ausweis, Ersteres ist das, was man daraus gemacht hat. Die Unterschiede zwischen den beiden Zahlen beruhen zum einen auf Veranlagung (z. B. angeborene Fettstoffwechselstörung), zum anderen sind auch äußere Einflüsse daran schuld, nämlich Umwelteinflüsse. Dazu zählen vorwiegend eine fettreiche Ernährung, Stress, Rauchen, regelmäßiger Alkoholgenuss und Bewegungsmangel. Es sind genau diese Faktoren, die den Körper vorzeitig altern lassen. Lebt man aber gesund, hält dies länger jung und fit. Sogar unser Gehirn bleibt durch ständige Herausforderungen leistungsfähig. Diejenigen, die sich ihr Leben lang für neue Dinge interessieren und auf ihren Körper achten, können mit 70 noch geistig leistungsfähiger sein als mancher Mittvierziger.

Wann ist der richtige Zeitpunkt, sich mit dem Älterwerden und der Altersversorgung zu beschäftigen?

Mit 30, 40, 50 oder erst mit Erreichen des 60. Lebensjahrs? Früher war es normal, dass Jüngere in die Altersversorgung einzahlen und die Rentner dieses Geld bekamen. Dies wird allerdings immer schwieriger, da die Ruheständler zunehmen, die jüngere Generation jedoch zahlenmäßig zurückgeht. Und: Wir werden immer älter.

Was muss man also für eine ausreichende Altersversorgung tun?

Beginnen sollte man mit einer Bestandsaufnahme der aktuellen Finanz- und Vermögenssituation. Anschließend ist es wichtig, seine Versicherungen zu prüfen, um zu verhindern, dass auf dem langen Weg zum Ruhestand die Ersparnisse durch unvorhersehbare Ereignisse plötzlich aufgebraucht werden. Außerdem sollte man Schulden zuerst tilgen, da die Zinsen dafür in der Regel höher sind als für Erspartes.

Schließlich sollte man überprüfen, welche Versorgungsansprüche aus gesetzlichen, betrieblichen und privaten Renten bereits bestehen. Welche Kaufkraft im Alter strebt man an bzw. was ist möglich? Das liegt vor allem auch am verfügbaren Budget. Ist es möglich, zusätzlich zu sparen?

Ganz allgemein ist es sinnvoll, bereits ab Mitte 20 in die Altersversorgung zu investieren. Beginnt man erst mit 40, sind die Raten für diverse Altersversorgungsmöglichkeiten oft schon sehr hoch. Vergessen darf man auch nicht, dass ab einer bestimmten Rentenhöhe Steuern und Sozialabgaben zu zahlen sind.

Generell empfiehlt sich eine persönliche und unabhängige Beratung. In Deutschland bieten dies die Verbraucherzentralen. Es gibt persönliche Beratung und unter www.vz-ratgeber.de finden Sie den Ratgeber »Altersvorsorge richtig planen«, der vorab die wichtigsten Fragen klären kann. Darin können Sie auch Berechnungsbeispiele zu einer soliden Vorsorge – abgestimmt auf verschiedene Lebensphasen – finden.

In Österreich können Sie sich an den Verein für Konsumenteninformation (VKI, https://vki.at/) wenden oder an die Arbeiterkammer (www.arbeiterkammer.at) sowie an Fond- oder Versicherungsunternehmen, die neben Beratung auch verschiedenste Vorsorgevarianten anbieten.

Voraussetzungen für ein hohes Alter ist Gesundheit – länger gesund bleiben

Unser Erbgut wird tagtäglich belastet. Sogar die Atmung oder das Verdauen beeinträchtigen und schädigen es. Diese Schäden werden durch eine ungesunde Lebensweise vervielfacht. Da ist es gut zu wissen, dass der Körper Erbgutschäden bis zu 99,9 Prozent selbst reparieren kann. Das funktioniert allerdings nicht bei allen Menschen gleich gut. Tatsächlich sind die Reparaturmechanismen bei Hundertjährigen besonders gut. Zwillingsstudien zeigten, dass die Gene unsere Lebenserwartung nur zu etwa einem Drittel bestimmen. Überraschend war jedoch, dass der Einfluss der Gene auf die Lebensspanne vor dem 60. Lebensjahr zwar gering ist, mit steigendem Alter jedoch eindeutig zunimmt.

Der älteste Mensch war bislang die Französin Jeanne Calment. Sie wurde nachweislich 122 Jahre alt. Das Überraschende: Sie war bis ins hohe Alter starke Raucherin. Mit 117 versuchte sie, sich das Laster abzugewöhnen. Mit 118 begann sie erneut damit und hörte auch nicht mehr auf, bis sie die Zigarette nicht mehr selbst anzünden konnte. Fazit: Sie hatte besonders gute Reparaturmechanismen.

Sport hält jung und fit – sagt man. Dies versuchten Wissenschaftler anhand der sogenannten Telomere zu beweisen. Diese findet man an den Enden der Chromosomen, unseren Trägern des Erbguts. Sie verkürzen sich bei jeder Zellteilung und ab einer gewissen Länge können sich die zugehörigen Körperzellen nicht mehr teilen und sterben ab. Daher gelten diese Telomere als Marker für unser biologisches Alter. Mithilfe von Sport konnten Ältere, die täglich eine halbe Stunde Sport betrieben, ihre Telomere innerhalb eines halben Jahres um bis zu 20 Prozent verlängern. Damit wurde ihr biologisches Alter um 15 Jahre zurückgedreht.

Aber nicht nur Sport wirkt verjüngend: Isst man zusätzlich dunkle Schokolade mit einem Kakaoanteil ab 70 Prozent, hält dies das Gehirn fit.

Kombiniert man Sport und Schokolade, führt das zu einem messbaren »Verjüngungseffekt«.

Es ist wichtig, dass wir nicht zu viel essen. Bekommen wir weniger zu essen, beginnen unsere Körperzellen mit einer Art Selbstreinigung. Sie beginnen, »Abfälle« aus dem Stoffwechsel zu verdauen. Das kommt einer Entgiftung gleich und die Körperzellen leben länger. Wichtig ist es auch zu wissen, dass Fleisch das Altern eher beschleunigt, während das bei Gemüse nicht der Fall ist.

Viele haben es inzwischen verstanden – man bewegt sich heute mehr als früher. Die Folge ist, dass das Risiko, im Alter pflegebedürftig zu werden, nicht proportional zur Lebenserwartung ansteigt. Die Zahl der Jahre ist sogar leicht gesunken.

Vor allem der Lebensstil und die Lebensumstände wirken sich auf die Lebenserwartung eines Menschen aus. Dabei ist zu jeder Zeit auch die Ernährung wichtig. Dies beginnt bereits während der Schwangerschaft.

Die ersten Jahre eines Menschen sollen die Lebenserwartung sogar um bis zu 10 Prozent beeinflussen. Das liegt an bestimmten Alterskrankheiten, denn leider wird Diabetes Typ 2 oder Bluthochdruck mitunter auf früheste Lebenseinflüsse zurückgeführt. Erst später kommen die soziale und finanzielle Situation, die Bildung sowie ein gesunder Lebensstil hinzu.

Wichtig ist auch der Schlaf. Regelmäßig 8 bis 9 Stunden pro Nacht zu schlafen, bietet dem Körper die Chance, sich ausreichend zu erholen und zu regenerieren.

Rapamycin scheint das Altern zu unterdrücken. Vor etwa einem halben Jahrhundert entdeckte man auf den Osterinseln die Substanz Rapamycin. Sie wirkt nicht nur effektiv gegen Pilze, sondern unterdrückt das körpereigene Abwehrsystem, wodurch bei einer Organtransplantation das neue Organ nicht abgestoßen wird. Möglicherweise kann Rapamycin auch das Altern unterdrücken.

Forscher am Max-Planck-Institut in Köln haben diese Eigenschaft in Zusammenhang mit der Zellalterung untersucht. Sie sind der Überzeugung, dass Rapamycin nicht nur das Immunsystem, sondern auch das Enzym mTOR unterdrückt, wodurch es wie eine Fastenkur wirkt und das Altern reduziert.

Eventuell hilft auch noch Metformin gegen das Altern. Das Diabetes (Typ-2)-Medikament scheint nach derzeitigem Wissensstand nur gegen das Altern zu helfen, wenn man es als junger, gesunder Mensch einnimmt. Ist man älter, verkürzt es die Lebenserwartung und man sollte es wirklich nur einnehmen, wenn man unter Altersdiabetes (erworbene Zuckerkrankheit) leidet. Im Fall von Diabetes steigert es die Wirkung von Insulin. Eventuell verliert Metformin seine lebensverkürzende Wirkung im Alter, wenn man gleichzeitig Rapamycin einnimmt. Aber dabei ist die Forschung noch am Anfang, so dass man mit Überraschungen rechnen muss.

Was bedeutet Altern? Die körperlichen Veränderungen

Kennen Sie das? Mit 6 Jahren hatte ich Respekt vor den Dritt- und Viertklässlern, ich dachte: »Ui, sind die aus der vierten Klasse schon erwachsen! »Ist man schließlich 12 Jahre alt, denkt man dies von den Schülern der 10. Klasse. Man glaubt nicht, dass man bald selbst einmal so alt wird. Dann kommt schließlich der Schulabschluss, anschließend die Ausbildung. Im Anschluss daran arbeitet man und gründet eine Familie. Sobald Kinder kommen, gibt es kein Halten mehr: Die Zeit beginnt zu rasen. Ein Jahr ums andere geht vorbei, man entdeckt die ersten Fältchen und Pölsterchen auf der Hüfte. Man versteht nicht so ganz, warum das so ist. Was geschieht mit unserem Körper, wenn man älter wird? Wann startet das Altern?

Wann beginnt das Altern?

Das Altern beginnt im Grunde mit 20. Dann kann die Lunge bereits nicht mehr so viel Sauerstoff aufnehmen wie vorher. Die Ausdauer nimmt langsam ab. Ab Mitte 20 beginnt sich der Stoffwechsel im Gehirn zu verlangsamen, wodurch sich die Reaktionszeit verlängert.

Ab etwa 30 Jahren lässt die Elastizität der Bandscheiben nach, weil sie weniger Wasser binden können. Die Bewegungen werden steifer und fallen schwerer. Ebenfalls mit 30 haben die Knochen ihre maximale Stärke erreicht. Um die Knochenmasse zu erhalten, ist jetzt vor allem Bewegung erforderlich. Ohne Training kann schon ab Mitte 30 das Herz-Kreislauf-System nachlassen, denn dann pumpt das Herz schlechter und die Gefäße sind weniger elastisch. Diese Einschränkungen machen sich vor allem bei Belastungen bemerkbar.

Das Gedächtnis lässt nach, aber bei manchen funktioniert es auch im hohen Alter noch prächtig.

Die Leistungsfähigkeit des Körpers nimmt ab 30 Jahren um ca. 1 Prozent pro Lebensjahr ab. Das merkt man z. B. beim Ein- und Ausatmen: Ein Zwanzigjähriger kann 6 l mit einem Atemzug aufnehmen, ein Sechzigjähriger schafft nur noch 4 l. Dann wird Hochleistungssport schwierig. Zur gleichen Zeit verliert das Herz Muskelzellen und wird weniger dehnbar. 20 l Blut pro Minute pumpt das Herz bei einem Zwanzigjährigen, 16 Liter sind es bei einem Sechzigjährigen.

Was passiert außerdem, wenn wir älter werden?

Es gibt etliche Befindlichkeiten, die mit dem Alter und der entsprechenden Ernährung zusammenhängen:

Wir nehmen zu

Sogar als junger Mensch ist es manchmal schwierig, schlank zu bleiben. Doch es wird umso schwieriger, je älter man wird. Dabei spielen viele Faktoren eine Rolle, u. a. die Hormone: So drosselt die Schilddrüse die Bildung derjenigen Hormone, die den Organismus auf Trab halten und den Stoffwechsel regulieren. Der Stoffwechsel läuft langsamer, die aufgenommene Energie braucht um bis zu 15 Prozent länger, um verbrannt zu werden. Und: Wenn das Östrogen weniger wird, nimmt gleichzeitig der Appetit zu.

Dazu kommt, dass die Muskelmasse abnimmt, vor allem bei denjenigen, die sich sowieso sparsam bewegen. Wer Sport treibt (täglich wenigstens eine Stunde) oder sich im Beruf viel bewegt (Krankenschwestern, Kellner etc.) verbraucht mehr Kalorien als Bewegungsmuffel.

Kalorienverbrauch pro Tag in kcal	Bei mäßiger Bewegung	Bei viel Bewegung
	25–50 Jahre	
Frauen	2.100	2.700
Männer	2.600	3.500
	51–64 Jahre	
Frauen	1.900	2.500
Männer	2.350	3.200
	65 Jahre +	
Frauen	1.700	2.300
Männer	2.150	2.800

Referenzwerte für die Nährstoffzufuhr, Quelle s. Anhang: Test Spezial 50 plus

Abnehmende Muskelmasse, kleinere Organe

Die Muskelmasse macht in jungen Jahren bis zu 30 Prozent des Körpers aus – bis zum 75. Geburtstag können es um bis zu 40 Prozent weniger sein. Nun könnte man annehmen, dass weniger Muskeln weniger Kilos auf die Waage bringen. Das ist leider nicht so, denn das ehemals fettfreie Gewebe wird zu gewichtigen Fettzellen.

Der entscheidende Grund dafür ist, dass wir uns weniger bewegen, weshalb wir weniger Muskeln benötigen. Das bedeutet im Umkehrschluss: Jeder Schritt, den wir mehr machen, bremst den Muskelabbau. Aber nicht nur das: Bewegung kurbelt alle Körperfunktionen an und fördert die Durchblutung. Die Gehirnleistung verbessert sich, denn Bewegung bedeutet ein intensives Koordinationstraining für die Denkzentrale. Das heißt: Unsere kleinen grauen Zellen profitieren von einem aktiven Lebensstil. Und noch ein Pluspunkt: Bewegung setzt Glückshormone frei.

Neben den Muskeln werden auch die Organe mit zunehmendem Alter kleiner, Nieren, Leber und Lunge bilden sich um mehr als 10 Prozent zurück. Gemäß einer italienischen Studie hängt die Fett- und Kalorienverbrennung bei älteren Männern mit der Lungenfunktion zusammen. »Wird sie schwächer, wächst das Fett«, so die Stiftung Warentest.

Der Grundumsatz sinkt: Selbst die Energie, die wir zur Aufrechterhaltung wichtiger Körperfunktionen benötigen, wenn wir uns nicht bewegen – man nennt dies den »Grundumsatz« – nimmt ab. Werden Muskeln durch Fettgewebe ersetzt, sinkt der Grundumsatz weiter.

Der Vitaminbedarf steigt: Obwohl wir weniger Kalorien benötigen, brauchen wir mehr Vitamine und andere wertvolle Nährstoffe, denn unsere Zellen werden mit der Zeit reparaturanfälliger. Für diesen Zweck benötigen wir jedoch nicht nur Vitamine (s. Teil II Kapitel 2).

Manche Vitamine können nicht mehr so gut aufgenommen werden wie in jungen Jahren. Daher kann auch unter Beibehaltung der bisherigen Ernährung ein Mangel daran entstehen. Das gilt bei über 65-Jährigen vor allem für Vitamin D und Folsäure (s. Teil II, Kap. 2). Anzeichen eines Mangels können Müdigkeit, Stimmungsschwankungen, Antriebsschwäche und sogar Gedächtnisstörungen sein. Da diese Symptome sehr unspezifisch sind, ist es wichtig, seinen Arzt zu bitten, mittels eines Blutbildes einen eventuellen Mangel festzustellen.

Körperwasser und Knochenmasse nehmen ab: Unser Körper besteht zum größten Teil aus Wasser, dessen Anteil im Lauf der Jahre jedoch abnimmt. Mit 30 Jahren sind es noch etwa 65 Prozent, später nur noch ca. 55 Prozent.

Insgesamt verringert sich der Wassergehalt des Körpers um etwa 15 Prozent.Die Folge davon ist, dass sich die Organe verkleinern und an Leistungskraft verlieren.

Auch die Knochenmasse geht zurück, was zur Folge hat, dass wir kleiner werden. Dies betrifft Frauen stärker als Männer. Letztere verlieren zwischen 30 und 70 Jahren etwa drei Zentimeter, Frauen fünf. Bei gleichem Gewicht wird man quasi breiter und relativ zur Körpergröße schwerer. Knorpelgewebe wird weniger elastisch, eher spröde und brüchig. Dies nennt man Verschleißerscheinung und sie betrifft vor allem Knochen, Gelenke und Bandscheiben.

Das Immunsystem wird schwächer: Wir kennen die Statistiken – in höheren Jahren ist man durch Infektionen stärker gefährdet. Influenza, sprich die bösartige Grippe, Lungenentzündungen oder Gürtelrose bekommen vorwiegend Menschen mit geschwächter Immunabwehr. Auch Krebserkrankungen werden mit zunehmendem Alter häufiger. Es ist leider wahr: Das Immunsystem wird mit zunehmendem Alter schwächer. Aber gerade hier kann man mit der richtigen Ernährung viel erreichen und zum gesunden Altern beitragen.

Wir verändern uns mit Haut und Haar: Bei den Haaren merken wir es meist zuerst – sie werden grau. Die Ursache sind die sogenannten Melanozyten, farbbildende Zellen an den Haarwurzeln. Sie produzieren das Farbpigment Melanin, arbeiten über die Jahre unregelmäßiger und wollen irgendwann gar nicht mehr. Neben pigmentierten Haaren tauchen immer mehr unpigmentierte, also graue, auf. Mit 50 Jahren ist meist schon jedes zweite Haar grau. Die Sonne spielt hier ebenfalls eine negative Rolle, da sie die Haare zusätzlich ausbleicht.

Aber auch die Haut als größtes Körperorgan zeigt Alterserscheinungen: Sie wird schlechter durchblutet und verliert Wasserbindungsfähigkeit, weshalb sie trocken, runzlig und faltig wird und dies umso stärker, je mehr wir uns in der Sonne aufhalten. Auch das Rauchen ist ein Faktor, der uns älter macht. Der Grund: Beides verursacht oxidativen Stress, worunter die Haut leidet. Die entstehenden freien Radikale (s. Anhang, Lexikon) greifen die kollagenen Fasern der Haut an, sie verlieren an Festigkeit.

Alkohol wird auch mit den Jahren nicht verträglicher – und nicht gesünder. Fett reichert sich in der Leber an und nimmt den Bereichen Platz weg, die für den Stoffwechsel zuständig sind. Die Folge ist eine verlangsamte Entgiftungsfunktion, sodass Alkohol, aber auch Medikamente, langsamer abgebaut werden. Die Enzyme (s. Anhang, Lexikon), die den Alkohol abbauen, arbeiten mit der Zeit ebenfalls langsamer, wodurch Alkohol noch schlechter vertragen wird als bisher. Dabei sind geringe Mengen Alkohol durchaus nicht schädlich. Vor allem geringe Mengen Rotwein machen das Blut dünnflüssiger, schützen also in gewissem Umfang vor Herzinfarkt. Alkohol hemmt die Blutgerinnung, »putzt die Adern von Ablagerungen und senkt den Blutzucker«, so die Stiftung Warentest. Aber bitte alles mit Maß und Ziel: Bei Männern entspricht die gesunde, tägliche Menge etwa einem Glas Rotwein, bei Frauen einem halben. Diese Menge sollte nicht überschritten werden, denn selbst wenig Alkohol lässt bereits Gehirnzellen absterben. Außerdem kann er süchtig machen, die Potenz beeinträchtigen, den Appetit anregen und er enthält noch dazu jede Menge Kalorien: Ein Glas Wein oder ein kleines Bier kommen bereits auf je 150 Kilokalorien.

Manchen Krankheiten muss man vorbeugen: Im höheren Alter – also nicht mit 60, sondern eher 75 – sind zahlreiche Funktionen des Körpers messbar vermindert, etwa die Nierenleistung, die Festigkeit der Knochen, die Hirndurchblutung sowie die maximale Leistung von Herz und Lunge. Dann treten bestimmte Krankheiten häufiger auf und genau diesen muss man vorbeugen: Diabetes, Prostataerkrankungen bei Männern, Osteoporose (häufiger bei Frauen), Arteriosklerose, Bluthochdruck, Herzschwäche oder Krebs. Sie sind im Alter typisch, obwohl sie nicht notwendigerweise eine typische Alterserscheinung sind.

Zusammenfassend besteht Altern in folgenden äußeren Zeichen:

- Das Immunsystem schwächelt.
- Gene, die in der Jugend von Nutzen sind, beginnen nun zu schaden.
- Es entsteht eine leichte chronische Entzündung im Körper.

Warum muss man überhaupt altern?

Treten im Körper Zellschäden auf, müssen die betroffenen Zellen durch Zellteilung ersetzt werden. Dann wird auch die Erbsubstanz geteilt, also die Erbinformation, die in jeder Zelle enthalten ist. Sie konnten bereits von den Telomeren lesen. Von ihnen geht bei jeder Zellteilung ein Stück verloren. Sind die Telomere aufgebraucht, ist die Erbinformation ungeschützt und die Zellteilung hört auf. Damit können defekte Zellen nicht mehr ersetzt werden – das bedeutet, dass der Körper altert.

Tatsache ist, dass unser Erbgut täglich Schaden nimmt. Verstärkt wird dies durch eine ungesunde Lebensweise. Frauen achten mehr auf die Gesundheit, was unter anderem zu ihrer längeren Lebenserwartung beiträgt. Zu einem Drittel bestimmen Gene unsere Lebenserwartung. Ein sicheres soziales Umfeld und ein guter Lebensstil sind für den Rest verantwortlich.

Welche Altersbeschwerden treten auf?

Mit zunehmendem Alter wird man langsamer und die Körperfunktionen werden fehleranfälliger. Regeneration und Anpassungsfähigkeit lassen nach, man ist weniger flexibel in Sachen Jobwechsel oder Umzug, neue Freundschaften werden seltener und es fällt zusehends schwerer, neue Abläufe oder Gewohnheiten in seinen Alltag zu integrieren. Doch älter zu werden ist nun einmal Teil unseres Menschseins – nehmen wir diesen Prozess an und machen das Beste daraus, fallen uns mögliche Einschränkungen oder Belastungen nicht so schwer.

Allgemeine Beschwerden

Folgende allgemeine Beschwerden schreibt man dem Alter zu:

- Alltagshandlungen erschöpfen früher und führen schneller zu Müdigkeit und Mattigkeit.
- Man kann sich nicht mehr so gut konzentrieren und das Gedächtnis funktioniert nicht mehr so gut. Generell kann man sich nicht mehr so viel merken und die Denkleistung nimmt ab.
- Man kann sich nicht mehr so gut im Raum orientieren und die Fähigkeit, sich schnell auf neue Situationen einzustellen, lässt nach.
- Gelenke werden steif und schmerzen.
- Das Interesse an Sex lässt nach.

Dazu kommen möglicherweise Beschwerden und Symptome spezieller Krankheiten, die typisch für ein hohes Alter sind.

Die Ursachen der Altersbeschwerden

Wird man älter, treten körperliche Veränderungen auf, die verschiedene Beschwerden zur Folge haben können:

- An den Innenwänden der Gefäße lagern sich Kalk und Fett ab. Infolgedessen geht Elastizität verloren, es kommt zu Arteriosklerose. Dadurch kann nicht mehr so viel Blut transportiert werden, wodurch es zu Sauerstoffmangel kommt, vor allem im Gehirn.
- Die Lungenbläschen büßen an Fähigkeit ein, Kohlendioxid abzugeben und Sauerstoff aufzunehmen. Auch der Brustkorb verliert an Elastizität, wodurch die Atmung schwerer wird.

  Auch der Magen-Darm-Trakt ist betroffen. Die Nahrung braucht länger, bis sie verdaut ist, was zu Verdauungsbeschwerden führen kann. Das heißt, man fühlt sich schneller voll, leidet unter Durchfall oder Verstopfung. Außerdem werden die Nährstoffe weniger gut aus der Nahrung gefiltert und es gelangen daher weniger in den Blutkreislauf. Das kann die Wirkung von Medikamenten beeinflussen.

- In der Leber verdrängt Fett Bereiche, die bisher der Stoffwechseltätigkeit dienten. Die Folge ist eine verlangsamte Entgiftungsfunktion, sodass Alkohol und Arzneimittel langsamer abgebaut werden.
- Die Sehfähigkeit lässt nach. Das gilt auch für das Gehör und den Geschmackssinn.

Wann sollte man besser einen Arzt aufsuchen?

Wenn Sie Beschwerden haben, die Sie beunruhigen und/oder ernsthaft beeinträchtigen, sollten Sie besser zum Arzt gehen. Nur ein Arzt kann mithilfe diagnostischer Maßnahmen erkennen, ob sich hinter den »Altersbeschwerden« eine Krankheit verbirgt, die entsprechend behandelt werden muss. Dafür bitte unbedingt Ihre Medikamentenliste mitnehmen – sowohl für rezeptpflichtige Arzneimittel, als auch aller anderen, inklusive Nahrungsergänzungsmittel.

Welche Vorsorgeuntersuchungen sind wichtig?

Krebs gehört leider immer noch zu den Haupttodesursachen bei uns. Deshalb sollten Krebsfrüherkennungsprogramme, die zu den Standardleistungen der gesetzlichen Krankenkassen in Deutschland und Österreich gehören, unbedingt Bestandteil Ihres Terminkalenders sein.

Folgende Früherkennungsuntersuchungen sind wichtig

für Sie und werden in der Regel von den gesetzlichen Krankenkassen übernommen:

Früherkennungsuntersuchungen bei Frauen zur Erkennung von Krebserkrankungen der Genitalien, der Brust, der Haut, des Enddarms und des übrigen Dickdarms.

Dazu gehören:

- Einmalige Erfassung der Krankengeschichte (Anamnese)
- Untersuchung der inneren und äußeren Genitalien
- Abstrichuntersuchung von Gebärmutterhals und -mund
- Abtasten der Brust und der benachbarten Lymphknoten
- Ganzkörperuntersuchung der Haut alle zwei Jahre
- Teilnahme am Mammographie-Screening alle zwei Jahre
- Test auf verborgenes (occultes) Blut im Stuhl
- Eine Darmspiegelung, die im Abstand von mindestens zehn Jahren wiederholt werden kann, bei familiär gehäuftem Auftreten von Darmkrebs alle 5 Jahre.

Vorausgesetzt man nimmt regelmäßig an diesen Früherkennungsuntersuchungen teil, erkennt man Entwicklungen, die auf Krebs hindeuten, meist im Vorstadium so früh, dass sie in den meisten Fällen schnell und erfolgreich behandelt werden können. Erfreulicherweise sinkt infolge der Abstrichuntersuchungen die Zahl der Neuerkrankungen an Gebärmutterhalskrebs.

Früherkennungsuntersuchungen von Krebserkrankungen bei Männern: Krebserkrankungen der Haut, der äußeren Genitalien, der Prostata, des Enddarms und des übrigen Dickdarms.

Dazu gehört:

- Ganzkörperuntersuchung der Haut alle zwei Jahre
- Einmalige Erfassung der Krankengeschichte (Anamnese)
- Abtasten der äußeren Genitalien

- Abtasten der Prostata
- Untersuchung der Lymphknoten
- Test auf verborgenes (occultes) Blut im Stuhl
- Eine Darmspiegelung, die im Abstand von mindestens zehn Jahren einmal wiederholt werden kann oder Test auf verborgenes (occultes) Blut im Stuhl alle zwei Jahre.

Die häufigste Krebsart bei Männern ist Prostatakrebs. Erfreulich ist, dass neun von zehn Männern geheilt werden können, wenn dieser Krebs rechtzeitig erkannt wird. Die Voraussetzung ist, dass Männer einmal im Jahr ihre Vorsteherdrüse untersuchen lassen. Folgende Ärzte führen die Untersuchung durch: Urologen, praktische Ärzte und Internisten.

Zur Krebsvorsorgeuntersuchung kommt die Gesundheits-Vorsorgeuntersuchung. Alle gesetzlich Versicherten in Deutschland haben bereits ab 35 Jahren im Abstand von zwei Jahren einen Anspruch darauf. In Österreich hat man einmal im Jahr Anspruch auf eine Vorsorgeuntersuchung. Dies gilt vor allem für die Früherkennung von Herz-Kreislauf- und Nierenerkrankungen sowie der Zuckerkrankheit. Mit relativ einfachen und wenig belastenden Untersuchungen kann man feststellen, welche Risikofaktoren vorhanden sind oder sich bereits zu einer Krankheit verdichtet haben.

Auch die regelmäßige Kontrolle des Blutdrucks gehört dazu (an beiden Oberarmen). Einmal jährlich sollte man auch die Seh- und Hörfähigkeit überprüfen lassen.

Wichtig sind auch folgende Werte:

- Vitamin B12, Folsäure und Vitamin D
- Homocysteinspiegel
- Kalium, Kalzium, Magnesium und Eisen
- Blutbild, Blutsenkung, Bluteiweiß
- Blutfette: vor allem Cholesterin und Triglyceride
- Leber-, Nieren- und Schilddrüsenwerte

Auch die folgenden Impfungen gehören dazu bzw. ihre aktuelle Wirksamkeit sollte überprüft werden:

- Tetanus-Impfung
- Grippeschutzimpfung, jährlich, wenn man über 65 ist.
- FSME-Impfung (Zecken), wenn man in einem FSME-Gefahrengebiet lebt oder dorthin reist.
- Pneumokokken-Impfung: eine spezielle Impfung, die Infektionen der Atemwege und ihre Folgeerscheinungen verhindert. Diese Infektionserkrankung wird durch Bakterien ausgelöst. Sie kann gerade bei älteren Personen und jenen mit chronischen Erkrankungen nicht nur zum Krankenhausaufenthalt, sondern sogar zum Tod führen.

Wie gesund sind Sie?

Die folgenden kleinen Selbsttests helfen Ihnen, Ihren Körper besser zu verstehen und Alarmzeichen zu erkennen:

- *Der leidige Blutdruck:* Man ist nicht ganz sicher, aber der optimale Wert für den Blutdruck liegt derzeit bei maximal 120/80.
- *Sind Ihre Eisenwerte okay?* Fallen Ihnen mehr Haare aus als gewöhnlich? Sind Sie oft müde? Sind die Falten auf Ihren Handflächen sehr hell? Sind Sie häufig krank und kurzatmig? Dann haben Sie möglicherweise zu wenig Eisen im Blut. Dies lässt man am besten vom Arzt überprüfen.
- *Wie gut sind Ihre Augen?* Spätestens alle zwei Jahre sollte man die Augen vom Augenarzt untersuchen lassen. Haben Sie das bislang nicht getan, hilft vielleicht folgender Test, um zu erkennen, dass man schleunigst den Augenarzt aufsuchen sollte: Auf kariertes Papier

ein Gitter in der Größe von 10 × 10 Zentimenter zeichnen. In der Mitte einen schwarzen Punkt malen. Diesen Punkt aus 30 bis 40 Zentimeter Entfernung fixieren, dabei jeweils ein Auge abdecken. Sieht man die Quadrate unterschiedlich groß, sind die Linien gekrümmt oder verzerrt, sollte man zum Telefonbuch greifen und einen Termin mit dem Augenarzt vereinbaren.

- *Sind Ihre Gefäße elastisch?* Setzen Sie sich auf den Boden, strecken Sie die Beine aus und beugen Sie sich nach vorne. Erreichen Sie die Zehen nicht, sind möglicherweise Ihre Gefäße verhärtet. Das erhöht das Infarkt-Risiko. Lassen Sie dies am besten von Ihrem Hausarzt überprüfen.
- *Wie steht es um Ihr Gleichgewicht?* Sie können das überprüfen, indem Sie sich gerade hinstellen, den rechten Fuß heben und ihn ans linke Knie drücken. Gleichzeitig strecken Sie Ihre Arme über den Kopf. Anschließend das Bein wechseln. Halten Sie das problemlos 15 Sekunden durch: wunderbar! Kommen Sie ins Taumeln, sollten Sie etwas für Ihr Gleichgewicht tun, um Stürze zu verhindern. Besser wäre es dann, auch das Gleichgewichtsorgan im Ohr überprüfen zu lassen. Möglicherweise ist Ihr gestörtes Gleichgewicht ein Hinweis auf Herzprobleme.
- *Figur anpassen:* Vor einiger Zeit noch war der Body-Mass-Index das Ziel der Messung. Heutzutage hat man es einfacher: Mit einem Maßband den Taillenumfang oberhalb der Hüftknochen messen. Hat man als Frau einen Umfang von über 80 Zentimeter, als Mann von mehr als 94 Zentimeter, sollte man seine Blutfett- und Zuckerwerte überprüfen lassen, um Herz-Kreislauf- oder Diabetes-Probleme rechtzeitig zu erkennen und gegensteuern zu können.
- *Die Venen überprüfen.* Dafür misst man am besten morgens und abends den Umfang der Fesseln an der

schmalsten Stelle. Falls am Abend die Fesseln immer 2 cm dicker sind als am Morgen, wäre eine Überprüfung der Venen ratsam, um Krampfadern, Thrombosen oder Venen-Entzündungen zu verhindern.

- *Haben Sie Muttermale?* In Deutschland können Sie als Mitglied einer gesetzlichen Krankenversicherung alle zwei Jahre Ihre Haut kontrollieren lassen, ob Sie ein verdächtiges Muttermal haben. Ein derartiges Mal kann zum Hautkrebs entarten. Sie können selbst überprüfen, ob es normal ist.
  Dafür gibt es die sogenannte ABCD-Regel:
  - Asymmetrie: Das Muttermal ist rund oder oval.
  - Begrenzung: Ist der Rand scharf?
  - Colour oder Farbe: Ist das Muttermal eher hell und bräunlich?
  - Durchmesser: Ist dieser größer als 5 mm?
  - Erhabenheit: Hat sich das Mal in letzter Zeit vergrößert bzw. hochgewölbt?

  Es genügt eine Veränderung innerhalb kurzer Zeit, dann sollte man den Hautarzt aufsuchen.
- *Die Schilddrüsenwerte:* Ich formuliere es mal so: Die Schilddrüse ist an und für sich ein unwichtiges Organ, mischt sich aber überall ein. Um diese »Einmischung« zu erkennen, gibt es einen Trick: ein Glas Wasser nehmen, sich vor einen Spiegel stellen, das Wasser trinken, den Kopf in den Nacken legen und den Hals beobachten. Bleibt die Haut unterhalb des Kehlkopfes glatt, besteht kein Grund zur Beunruhigung. Sieht man Schwellungen, besser die Werte überprüfen lassen, damit das Organ nicht aus dem Ruder läuft. Der Hausarzt kann dann gegebenenfalls zu einem Spezialisten überweisen.
- *Ist der Kreislauf okay?* Ob der Kreislauf okay ist, kann man ganz leicht selbst überprüfen: Als erstes den Ruhepuls 15 Sekunden lang messen und mit 4 multiplizieren. Anschließend drei Minuten lang Treppen steigen und

dann wiederum den Puls messen. Ist der Unterschied höher als 70 Schläge, ist dies ein Zeichen, dass man sich mehr bewegen muss. »Normal« sind Werte zwischen 60 und 80 Herzschlägen pro Minute, bei Älteren zwischen 80 und 85. Die Werte können jedoch schwanken. So haben Frauen meist höhere Werte. Außerdem wird der Wert durch manche Medikamente beeinflusst. Infekte, Nikotin, Alkohol und Koffein können den Puls erhöhen.

- *Das Cholesterin und die Triglyceride:* Wünschenswert ist ein Cholesterinwert von maximal 190 mg/dl Blut. Triglyceride, also Neutralfette, sollten unter 150 mg/dl Blut liegen. Genaueres s. Kapitel IX. 2.
- *Entzündungswerte im Blut:* Hier gibt es mehrere: Weiße Blutkörperchen hat man normalerweise 10.000 im Mikroliter (entspricht 10–6, also ein Millionstel Liter) Blut. Die Blutsenkungsgeschwindigkeit liegt bei Frauen bei 6–20 mm nach einer Stunde, bei Männern zwischen 3–10 mm. Dann gibt es noch das sogenannte C-reaktive Protein (Eiweiß): Es sollte unter 5 mg im Liter Blut liegen.
- *Die leidige Knochendichte:* Misst man die Knochendichte, so sollte der durchschnittliche Knochenmineralgehalt, also der T-Wert, bei -2 liegen. Hat man nur -1,0–2,5, gilt dies als Vorstadium der Osteoporose.
- *Echt süß – der Blutzucker:* Ein Blutzucker von über 126 mg/dl gilt als Diabetes und ein Wert ab 110 mg/dl gilt laut WHO bereits als Prädiabetes.
- *… und noch die Leberwerte:* Bestimmte Konzentrationen an Enzymen (s. Anhang, Lexikon) und Eiweißen im Blut gelten als gut. Dieser Wert liegt bei maximal 35, kann aber auch mal höher liegen.

Vorsicht Medikamente! Arzneimittel und ihre Probleme

Mit dem Alter steigt oft der Medikamentenkonsum. Allerdings ist Vorsicht geboten, denn ein Zuviel an Medikamenten richtet oft mehr Schaden an, als es Abhilfe bringt. Das ist zum Teil auch durch den veränderten und verlangsamten Stoffwechsel bedingt: Was einem zwischen 40 und 50 noch geholfen hat, kann einem mit 70 vielleicht nichts mehr bringen – oder andere als die erwünschten Wirkungen haben. Auch der geringere Wassergehalt im Körper ist ein bestimmender Faktor: In Kombination mit zu vielen oder unpassenden Medikamenten können Desorientierung oder Zerstreutheit auftreten. Für diese beiden Zustände reicht allerdings auch schon, wenn man schlicht zu wenig trinkt.

Leber und Niere arbeiten nicht mehr so effektiv wie früher, das heißt, die Entgiftungs- und Ausscheidungstätigkeiten nehmen mehr Zeit in Anspruch, was wiederum bedeutet, dass Medikamentenrückstände nicht so rasch aus dem Körper transportiert werden.

Ganz wichtig: Sie sind der Einzige, der über seine Medikamente genau Bescheid weiß – allerdings vermutlich nicht über Nebenwirkungen oder gegenseitige Beeinflussungen. Deshalb ist es wichtig, Ihrem Hausarzt alle Medikamente aufzulisten, die Sie nehmen, also auch die, die von Fachärzten verschrieben wurden.

Täglich 5 verschiedene Pillen einzunehmen, ist für den Körper eine gewaltige Belastung – besonders wenn man bereits älter ist. Ein Medikationsplan ist in diesem Fall hilfreich. In Deutschland hat man darauf ab drei Pillen täglich sogar Anspruch. In diesem Plan werden alle eingenommenen Tabletten erfasst, es wird überprüft, welche sich etwa in ihrer Wirkung aufheben oder mehr Schaden als Nutzen bringen. Im besten Fall können Medikamente abgesetzt oder zumindest ausgetauscht werden. Geriater, also Ärzte, die sich auf die Bedürfnisse und die Behandlung ältere Menschen spezialisiert haben, wissen am besten über diese Dinge Bescheid. Man sollte sich also nicht scheuen, einen solchen aufzusuchen und sein Fachwissen in Anspruch zu nehmen.

Gedächtnisprobleme im Alter können auch durch Krankheiten ausgelöst werden, etwa ein schlecht eingestellter Diabetes oder Bluthochdruck.

Doch nicht nur sie wirken sich negativ auf das Gedächtnis aus, auch eine Schilddrüsenstörung oder Mangelerscheinungen wie ein Vitamin-B12-Mangel können Auslöser sein. Behandelt ein Arzt diese Grunderkrankungen, funktioniert im besten Fall das Gehirn auch wieder besser.

Umstrittene Verfahren: Wunderelixiere gegen das Altern – was hilft wirklich?

Viele Mittel gegen Altersbeschwerden – sogenannte Geriatrika (von griechisch »geron«, der Greis), übersetzt »Altersheilmittel« – werden angeboten. Aus wissenschaftlicher Sicht ist der Nutzen der meist rezeptfreien Produkte jedoch häufig fraglich. Insbesondere »traditionell angewendete« Präparate benötigen zur Zulassung keinen Wirksamkeitsnachweis. Die Stiftung Warentest (Test 50 plus, Sonderheft 9/09) weist darauf hin, dass diese Substanzen »bereits vor 1978 frei verkäuflich sein mussten und es keine Sicherheitsbedenken gab.« Man erkennt diese Präparate an dem Hinweis: »Traditionell angewendet ... Zul.-Nr.«. Die Anwendungshinweise lauten dann: »Zur Stärkung oder Kräftigung«, »zur Unterstützung der Organfunktion«, »zur Besserung des Befindens«, »zur Vorbeugung« oder »mild wirksam«.

Man mixt den natürlichen Produkten wie etwa Joghurt, Getränken oder verschiedenen Fetten Vitamine, Enzyme,

Kalzium, probiotische Bakterien etc. bei. Substanzen, von denen man schon gehört hat, dass sie gesund sind und die Jugend erhalten.

Doch wer sich gesund ernährt, also mit viel frischem Gemüse und Obst sowie Vollkornprodukten, wer nicht zu viel Alkohol trinkt und nicht raucht, wer darüber hinaus nicht unter Magersucht oder Bulimie leidet, der braucht keine Nahrungsergänzungsmittel. In einer abwechslungsreichen Vollwertkost sind alle wichtigen Stoffe in ausreichenden Mengen enthalten.

Eine Alternative zu Nahrungsergänzungen sind Bio-Lebensmittel. Mit der groß angelegten Studie »Quality Low Input Food« (QLIF)[2], die über 18 Millionen Euro verschlang, wurde eindeutig bewiesen, dass oftmals Vitamine und Mineralstoffe, in der Regel aber Antioxidantien sowie andere bioaktive Wirkstoffe (sekundäre Pflanzenstoffe) in Bio-Lebensmitteln deutlich höher konzentriert sind als in konventionellen Lebensmitteln. Dies war sogar derart aufsehenerregend, dass einer der beiden Koordinatoren – Prof. Carlo Leifert – die Ansicht vertritt, dass anstelle der empfohlenen täglichen fünf Portionen Obst und Gemüse vier ausreichend sind – wenn man die Bio-Varianten bevorzugt (siehe: A. Flemmer: Bio-Lebensmittel – Nachhaltig einkaufen, gesund leben).

Wer sich selbst über Sinn und Unsinn diverser Nahrungsergänzungen informieren will, hat im Internet die Möglichkeit dazu. Die Verbraucherzentrale hat dafür ein spezielles Portal eingerichtet: *www.fitimalter.de*. Wird Ihnen etwas empfohlen, so hilft es auch!

Typische Anti-Aging-Mittel

- *Procain & Co.:* Dimethylaminoethanol, wie die Substanz im chemischen Fachjargon heißt, hat Ende der 1940er-Jahre erstmals eine rumänische Ärztin namens

Ana Aslan untersucht. Sie attestierte Dimethylaminoethanol eine positive Wirkung bei den meisten Alterserscheinungen, nachgewiesen wurde das jedoch nicht.
Wer kennt sie nicht, die »Helfer« Buer®Lecithin, Galama®, Voltax®, Ginseng, Doppelherz® oder Biovital®. Prof. Dr. rer. nat. Gerd Glaeske meint dazu[3]: »Die ›belebende, stärkende‹ Wirkung beruht aber meist auf Alkohol oder Coffein. Die ›Kraft der zwei Herzen‹, wie die Werbung verspricht, wird man nicht erwarten können. Und ob 79-prozentige Alkoholika wie Melissengeist wirklich ›nie so wertvoll waren wie heute‹, darf bezweifelt werden.«[4] Falls diejenigen, die die Substanzen einnehmen, tatsächlich eine Wirkung feststellen, so beruht diese nach Meinung des Professors auf dem sogenannten Placeboeffekt, also einem Erfolg, der auf einer psychologischen Wirkung beruht. Er erklärt dies so: »Der Konsument tut etwas für sich, daher glaubt er auch an eine Wirksamkeit und fühlt sich besser.«[5]
Beliebt sind auch Ginseng-Präparate. Ginseng zählt seit vielen Jahrhunderten vor allem in Asien zu den beliebtesten Heilpflanzen, doch auch in Europa setzt man seit Langem auf seine Wirkung auf den Körper. Er soll helfen, Stresssituationen besser zu bewältigen, und er soll die Abwehrkräfte stärken. Das soll an den im Ginseng enthaltenen sekundären Pflanzenstoffen liegen. Bewiesen werden konnte das nicht, die Nebenwirkungen allerdings schon: Nimmt man Ginseng-Präparate in größeren Mengen zu sich, können Bluthochdruck, Hautausschläge, Nervosität, Ödeme, Durchfall oder sogar Depressionen auftreten.
Die definitiv besseren Anti-Aging-Mittel sind genügend Schlaf, eine gesunde und zum Typ passende Ernährung, ausreichend Bewegung und wenig Stress.

- *Hyaluronsäure:* Hyaluronsäure ist – glaubt man der Werbung – ein wahres Wundermittel gegen Falten. Aber stimmt das tatsächlich? Der Körper kann Hyaluronsäure selbst bilden, es handelt sich dabei um ein Zuckermolekül, das Wasser bindet und die Haut von innen aufpolstern soll. Führt man diese Substanz von außen zu, funktioniert das Aufpolstern allerdings nicht, da das Molekül zu groß ist, um die Hautbarriere zu überwinden und in tiefere Schichten vordringen zu können.

- *Mit Vitaminen und Antioxidantien gegen das Altern?* Zu den beliebtesten Anti-Aging-Mitteln gehören sogenannte Antioxidantien in Form von frei erhältlichen Vitaminpräparaten. Die bekanntesten sind Provitamin A, Vitamin C und E – und sie sollen wahre Power-Jäger sein: Während unser Stoffwechsel arbeitet, entstehen jede Menge Abfallprodukte, darunter Sauerstoffradikale. Diese wiederum sorgen für eine schnellere Abnutzung unserer Körperzellen. Und genau da soll eben das Vitamin-Trio A, C und E ansetzen, indem es diese aggressiven Sauerstoffradikale unschädlich macht.
  Mir fällt da der Chemie-Nobelpreisträger Linus Pauling ein. Er kannte diese Zusammenhänge und setzte auf hohe Dosen Vitamin C, um seinen Alterungsprozess zu verlangsamen. Pauling wurde stolze 91 Jahre alt – ob das nur am Vitamin C lag, konnte nicht bewiesen werden.
  Der menschliche Körper ist in der Regel ausreichend mit funktionierenden Radikalfänger-Systemen ausgestattet und kann sogar etliche der lebensnotwendigen Vitamine selbst herstellen. Führen wir ihm nun mehr Vitamine zu, als der Körper verwerten kann, scheidet er sie im besten Fall einfach wieder aus. Im schlechtesten Fall schädigen sie aber unsere Gesundheit, können sogar krebserregend wirken.
- *Melatonin:* Das Schlafhormon Melatonin ist derzeit in aller Munde. Produziert wird es in der Zirbeldrüse unseres Gehirns und ist sozusagen die Batterie für unsere

innere Uhr. Es gilt zwar auch als Radikalfänger, doch bewiesen ist das nicht. Leider lässt die Produktion von Melatonin im Alter nach, der Schlaf wird schlechter oder weniger. Die Lösung des Problems wäre wohl, es künstlich zuzuführen, also Melatonin etwa in Kapselform einzunehmen. Allerdings sind die Auswirkungen bzw. die Wirksamkeit nicht bzw. nur marginal untersucht. Und da Melatonin sowohl das Hormonsystem als auch die Funktion einiger Organe beeinflusst, sollte man sehr vorsichtig sein und es lieber nicht einnehmen.

- In Tierversuchen vor allem mit Mäusen wurde festgestellt, dass die Reduktion von Kalorien das Auftreten einiger Alterskrankheiten verzögern und das Leben verlängern kann. Das scheint auch beim Menschen zu funktionieren. Was nun aber keinesfalls heißt, sich nur von Brot und Wasser zu ernähren, denn das würde das Gegenteil bewirken: Maßvoll und mit Genuss ist die Devise!

Anti-Aging und die Hormone

Je älter man wird, desto niedriger werden die Hormonspiegel. Das macht sich besonders bei den Wachstumshormonen (GH vom englischen »growth hormone« oder HGH von »humane growth hormone«) und Geschlechtshormonen (Östrogen, Testosteron) bemerkbar, denn sie sind auch mitverantwortlich für unsere körperliche Fitness. Wer nun aber denkt, dass das Zuführen künstlicher Hormone uns wieder zu alter Leistung verhilft, der irrt.

Der menschliche Körper unterliegt einem natürlichen Lebenszyklus und der sieht eben bestimmte Hormonspiegel für bestimmte Altersabschnitte vor. Helfen wir nun in einem Lebensabschnitt mit künstlichen Hormonen nach, bringt das die Körperfunktionen durcheinander und wir handeln uns möglicherweise sogar gesundheitliche Schäden oder Krankheiten ein wie etwa ein erhöhtes Brustkrebs- und Thrombose-Risiko. So wie es keine Langzeitstudien über Hormonersatz-Therapien gibt, fehlen diese auch für Wachstumshormone wie das HGH. Wie wir schon an anderer Stelle angemerkt haben, nehmen Gendefekte mit steigendem Alter zu. Logischerweise nimmt damit die Zahl genetisch instabiler Zellen zu. Werden diese nun mit künstlichen Wachstumshormonen gefüttert, besteht die Gefahr, dass sie zu Krebszellen mutieren.

- *DHEA soll auch helfen:* Jeder Mensch besitzt sowohl männliche als auch weibliche Geschlechtshormone. Die Vorstufe, aus denen sie gebildet werden, ist das Steroidhormon DHEA (Dehydroepiandrosteron). Doch wie so viele andere Stoffe verringert sich auch DHEA im Alter – und zwar um bis zu 80 Prozent.
- Seit Längerem werden in Fachkreisen die Effekte diskutiert, die DHEA-Gaben im Alter haben können. Auf der Positivseite finden sich u. a. eine Zunahme der Muskelmasse, eine bessere Regenerationsfähigkeit der Haut oder eine geringere Depressionsneigung. Leider fehlt der wissenschaftliche Nachweis, wohingegen Studien deutlich auf mögliche Negativwirkungen einer DHEA-Einnahme hinweisen, etwa das Risiko, an Krebs zu erkranken.

Fit und gesund altern

Im Grunde genommen gibt es kein allgemeingültiges Rezept gegen das Altern, nur Empfehlungen, wie man (hoffentlich) möglichst fit und gesund älter werden und länger leben kann. Altersforscher der Johns Hopkins University in Baltimore, Maryland, USA,[6] geben aufgrund intensiver Forschung folgende Empfehlungen:

- Reichlich Bewegung; am besten ein Verbrauch von 2.500 bis 3.000 Kilokalorien pro Woche für ein Ausdauer- oder Krafttraining
- Wenig Fett, dafür viel Obst und Gemüse
- Sonnenbäder nicht übertreiben
- Viel trinken, aber weder Alkohol noch Koffein
- Geistige Herausforderungen suchen

Immer wieder werden Hundertjährige nach ihrem Geheimnis für ihr langes Leben befragt – und die Antworten sind durchweg ähnlich: Diese Menschen haben nie geraucht oder übermäßig Alkohol getrunken, sie haben sich gesund und maßvoll ernährt, sie waren stets in Bewegung und geistig aktiv. Also keine Wundermittel oder -kuren …

Die Grenzen der Selbsthilfe: Wann benötigt man einen Arzt?

Herz-Kreislauf-Erkrankungen, Demenz, Krebs, Diabetes mellitus und Schlaganfälle findet man häufiger im zweiten Lebensabschnitt. Die meisten dieser Krankheiten sind leider nicht heilbar, aber zumindest so weit behandelbar, dass die Beschwerden gelindert werden können. Das sind auch die Krankheiten, für die die richtige medikamentöse Einstellung und ärztliche Behandlung wichtig ist, da es sonst zu schweren Folge- oder Begleiterkrankungen kommen kann.

Folgende Hinweise des Körpers sollte man ernst nehmen und zum Arzt gehen:

Vorsicht Herzinfarkt!

Bei diesen Problemen sollte man sofort Hilfe holen:

- Bei starken Schmerzen im Brustraum, meistens eher links, die länger als 5 Minuten dauern. Bei Frauen handelt es sich eher um ein Druck- oder Engegefühl, bei Männern um ein Stechen oder Brennen in der Brust. Das Ausstrahlen der Schmerzen in weitere Körperteile, wie z. B. den linken Arm, tritt vorwiegend bei Männern auf. Es können aber auch Schmerzen im Hals, im Kiefer, in den Schulterblättern, im Oberbauch oder im Nacken auftreten.
- Atemnot und Kurzatmigkeit
- Schmerzen in der Brust
- Plötzlicher Übelkeit oder Erbrechen
- Besondere Vorsicht ist Frauen angeraten, denn bei ihnen können Vorboten eines Herzinfarktes schon Tage oder Wochen vor dem tatsächlichen Infarkt auftreten, ohne dass sie als solche erkannt werden: anhaltende Müdigkeit, Schlafstörungen, Kurzatmigkeit, Verdauungsstörungen, Taubheitsgefühl in den Armen oder Schmerzen im Rücken oder in den Beinen werden von den meisten nicht mit einem drohenden Herzinfarkt in Verbindung gebracht, daher bitte unbedingt durch einen Arzt abklären lassen.

Magen-Darmprobleme

- Blut im Stuhl, länger andauernder Durchfall oder hartnäckige Verstopfung
- Wiederholtes Erbrechen
- Ungewollte Gewichtsabnahme von mehr als einigen Kilos
- Mangelerscheinungen, die infolge einer Ernährung auftreten, in der einige lebensnotwendige Substanzen fehlen. Dazu gehört auch Blutarmut.

- Hartnäckiger Schluckauf, der über das normale Maß hinausgeht.

Sollten Sie mit einem dieser Symptome konfrontiert sein, bitte gehen Sie unbedingt zum Arzt!

Verdacht auf Diabetes

Bevor Sie zu Selbsthilfemaßnahmen greifen, sollte zuerst einmal ein Arzt feststellen, ob Sie einen Diabetes oder die Vorstufe davon – den sogenannten Prädiabetes – haben. Dies macht der Hausarzt, der Sie dann zum Facharzt – dem Diabetologen – schicken kann.

Bei diesen Symptomen sollten Sie möglichst bald zum Arzt gehen:

- Allgemeinbeschwerden wie
  - Anfälligkeit für Infektionen, vor allem für Blasenentzündungen sowie Hautinfektionen mit Bakterien und/oder Pilzen
  - (Starker)Juckreiz ohne sichtbare Hautveränderung
  - Zyklusstörungen, Ausbleiben der Regel, mangelnde Fruchtbarkeit der Frau, Erektionsstörungen bei Männern
- Sind Sie Diabetiker, gibt es Notfälle wie akute Unter- oder Überzuckerungen. Wie häufig diese Situationen auftreten, hängt davon ab, wie gut oder schlecht der Stoffwechsel eingestellt ist. In beiden Situationen muss man sofort reagieren und augenblicklich einen Arzt aufsuchen bzw. den Notarzt rufen! Eine Unterzuckerung kann jeder Diabetiker, der mit Tabletten oder Insulin behandelt wird, bekommen. In den Diabetesschulungen lernt man, was bei diesen Situationen zu tun ist und wie man vorbeugen kann.

Weitere Auffälligkeiten, die Ihre Aufmerksamkeit erfordern

- *Ständig traurig:* Sind Sie über Wochen und Monate niedergeschlagen, verlieren das Interesse an vielen Dingen, sind hoffnungslos und unkonzentriert, müssen immer wieder aus unwichtigen Gründen weinen, sollten Sie vom Arzt eine Depression ausschließen lassen. Möglicherweise überweist Sie Ihr Arzt zu einem Neurologen.
- *Rückenschmerzen und Fieber:* Haben Sie plötzlich Rückenschmerzen, Fieber und reagieren empfindlich auf Berührungen entlang der Wirbelsäule, sollten Sie umgehend Ihren Arzt aufsuchen. Diese Symptome können auf eine bakterielle Wirbelsäulenentzündung oder generell einen bakteriellen Befall hinweisen.
- *Kurzatmigkeit:* Sind Sie plötzlich kurzatmig und das im Ruhezustand, kann das auf Asthma, eine Herz- oder Lungenerkrankung hinweisen – muss aber nicht sein. Daher besser abklären lassen.
- *Sieben Tage lang hohes Fieber?* Haben Sie tagelang hohes Fieber, d. h. über 39,5 °C, ist Gefahr im Verzug. Besser schon nach ein bis drei Tagen einen Arzt rufen.
- *Heftige Kopfschmerzen:* Treten plötzlich heftige Kopfschmerzen auf, kann die Ursache eine Hirnblutung, ein Schlaganfall oder eine Hirnhautentzündung sein. Kommen noch Nackensteife, Ausschlag, Krämpfe oder doppeltes Sehen hinzu – dann aber schleunigst zum Arzt.
- *Plötzlicher Gewichtsverlust:* Nimmt man fünf Prozent seines Körpergewichts in einem Monat ungewollt und ohne eine Diät ab, sollte man feststellen lassen, woran das liegt. Vielleicht stimmt etwas mit der Schilddrüse nicht oder der Leber? Steckt Krebs dahinter oder eine Depression? Auch eine Nahrungsmittelunverträglichkeit kann schuld sein.
- *Plötzlich fällt das Sprechen schwer:* Kann man plötzlich kaum mehr sprechen, sehen oder sich bewegen, so

kann dies auf einen Schlaganfall hinweisen, auch wenn es kurzfristig wieder besser wird.

Verdacht auf Krebs und welche Anzeichen auf verschiedene Krebsarten hinweisen

Bei manchen Krebsarten bemerkt man leider gar nicht, dass man ihn hat. Bei anderen erkennt man relativ einfach, dass der Körper Probleme hat. Wenn Sie das Thema interessiert und Sie mehr darüber wissen wollen, insbesondere neue Behandlungsmöglichkeiten kennenlernen wollen, finden Sie das im Buch von Frau Dr. Flemmer: »Der Anti-Krebs Ratgeber« (s. Anhang, Quellen).

Wir wollen Ihnen einen kurzen Überblick über die Symptome einiger häufiger Krebsarten geben:

Krebsart	Folgende Anzeichen können auf diesen Krebs hinweisen
Bauchspeicheldrüsen-krebs	- Appetitmangel - Schwäche - Übelkeit und/oder Erbrechen - Durchfall - länger anhaltendes Druckgefühl oder Schmerzen im Oberbauch - Rückenschmerzen - plötzliche Bauchschmerzen, die in den Rücken ausstrahlen - unbeabsichtigter Gewichtsverlust - Hautjucken - Gelbsucht ohne Schmerzen - Bauchspeicheldrüsenentzündung ab einem Alter über 50 - neu auftretende Zuckerkrankheit

Krebsart	Folgende Anzeichen können auf diesen Krebs hinweisen
Brustkrebs	- Knoten in der Brust oder näheren Umgebung - verändertes Aussehen der Brustwarzen, Brustgröße und Brustform - Flüssigkeitsabsonderung einer Brustwarze - unbeabsichtigter Gewichtsverlust - die Form und die Lage einer Brusthaben sich verändert - Veränderung der Haut einer Brust - Dellen oder Vorwölbungen einer Brust - Einzug einer Brustwarze - Verdickungen um den Warzenhof herum oder in den Achselhöhlen
Darmkrebs	- Verstopfung mit Schmerzen - plötzlich auftretender Durchfall oder Verstopfung - Verstopfung wechselt mit Durchfall ab - Blut im Stuhl - vermehrt Schleim rund um den Stuhl - krampfartige Bauchschmerzen - Blässe und Blutarmut - unbeabsichtigter Gewichtsverlust - Kraftverlust
Prostatakrebs	- eventuell: übermäßiger Harndrang und ein abgeschwächter Harnstrahl - schwer erkennbare und spät auftretende Symptome, daher: Früherkennungsuntersuchung beim Arzt ab dem 45. Lebensjahr

Tabelle aus: A. Flemmer: »Der Anti-Krebs Ratgeber« – dort finden Sie auch Anzeichen weiterer Krebsarten und deren neuesten Behandlungsmöglichkeiten sowie Vorbeugungsmaßnahmen.

Selbsthilfe in der Anwendung: Wie geht man am besten vor?

- Der Einstiegsteil I dieses Buches liefert Ihnen wertvolle Daten zum Altern. Wenn es Ihnen gut geht, sind als Erstes die Vorsorgeuntersuchungen wichtig (s. Kapitel I. 7).
- Haben Sie Beschwerden, können Sie in den entsprechenden Kapiteln nachlesen, wie Sie sich selbst am besten helfen können.
- Bringen Sie zu viele Kilos auf die Waage, so ist es jetzt besonders wichtig, dass Sie abnehmen. Dabei helfen Ihnen die Tipps aus Kapitel II. 8.
- Damit Sie weiterhin beschwerdefrei bleiben und Sie auf gesunde 100 Jahre zusteuern können, ist Bewegung wichtig: 30 Minuten täglich wären gut. Haben Sie sich bislang zu wenig bewegt, sollten Sie von Ihrem Arzt feststellen lassen, welche Belastung für Sie gut ist, und wie und ob Sie sich steigern können. (Mehr dazu s. Teil VI dieses Buches).
- Wichtig ist es generell, Ihre Ernährung an Ihr Alter anzupassen. Dabei hilft Ihnen der folgende Teil II.

GEHEIMNIS II

STELLENWERT DER ERNÄHRUNG, WENN MAN ÄLTER WIRD

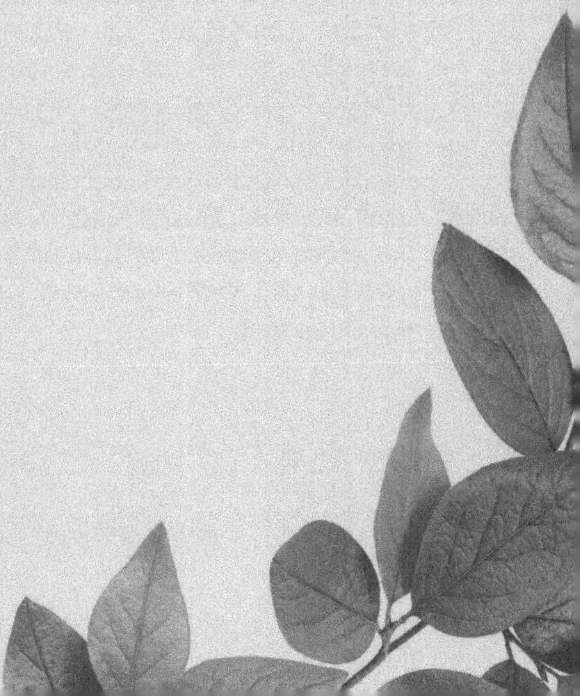

Weiteres zu den folgenden Kapiteln und ausführliche Daten zum Thema gesunde Ernährung, wenn man älter wird, finden Sie auch im Buch »Gesunde Ernährung ab 60« (s. Anhang, Quellen).

Lebensmittelinhaltsstoffe, auf die man achten sollte, wenn man älter wird

60 Prozent aller über Siebzigjährigen, die ins Krankenhaus kommen, zeigen Zeichen einer schweren Fehlernährung: Vitaminmangel, zu wenig Spurenelementen wie Zink, Selen und Magnesium, oft auch noch Flüssigkeitsmangel. Dass dies sich auf die Jugendlichkeit und Gesundheit auswirkt, ist selbstverständlich.

Generell verändert sich der Nährstoffbedarf deutlich, wenn man älter wird. Obwohl man dann weniger Kalorien benötigt, steigt der Bedarf an Vitaminen und anderen wertvollen Nährstoffen.

Oft fühlen sich Betroffene mit Nährstoffmangel nicht gut und schieben dies auf ihr fortgeschrittenes Alter. Tatsächlich haben sie nur einen Vitamin- oder Mineralstoffmangel. Im Folgenden sehen Sie, inwiefern das für Vitamine gilt. So gibt es eines, das generell kritisch ist – unabhängig vom Alter. Andere sind hauptsächlich dann schwierig, wenn man älter wird. Diese Kenntnisse sind vor allem wichtig für Sie, um festzustellen, ob man die zugehörigen Lebensmittel auch isst und ob Werbeaussagen diverser Präparateanbieter berechtigt sind.

Was ergab die große Verzehrsstudie bei Vitaminen?

Als man insgesamt fast 20.000 Menschen unterschiedlichen Alters in Deutschland gründlich im Rahmen der Nationalen Verzehrsstudie des BMELV (Bundesministerium für Ernährung, Landwirtschaft und Verbraucherschutz) untersuchte, fand man heraus, dass bei den meisten Vitaminen die Referenzwerte der Deutschen Gesellschaft für Ernährung (DGE) für die Nährstoffzufuhr in etwa eingehalten werden. Deutlich unter den empfohlenen Werten lag und liegt jedoch die Aufnahme von *Vitamin D* und *Folsäure.* Von Letzterem hatten 79 Prozent der Männer und 86 Prozent der Frauen zu wenig. Doch je älter man wird, desto mehr braucht man davon. Stolze 82 Prozent der Männer und 91 Prozent der Frauen wiesen auch weniger Vitamin D auf, als die DGE empfiehlt –dies gilt besonders für Senioren.

Wie sieht das bei Mineralstoffen aus?

Natrium, Kalium, Magnesium und Zink werden mehr aufgenommen, als man eigentlich benötigt. Dagegen ist Jod nach wie vor ein Risikomineralstoff (s. Kapitel II. 2 B).

Ein weiterer kritischer Nährstoff ist Kalzium, von dem nur 61 Prozent der älteren Männer und 65 Prozent der Frauen (65–80 Jahre) die empfohlenen Referenzwerte erreichen.

Vitamine und Mineralstoffe – welche benötigt man jetzt besonders?

Vitamine

Folsäure – zu wenig bei Jungen und auch Älteren: Folsäure wird z. B. gemeinsam mit Vitamin B12 und Eisen zur Bildung der roten Blutkörperchen und der weißen Blutzellen benötigt.

Wie viel braucht man davon?

Erwachsene sollten mit der Nahrung täglich 400 µg aufnehmen. Fast alle nehmen jedoch nur die Hälfte dieser Menge zu sich.

Folgende Lebensmittel enthalten größere Mengen Folsäure:

Lebensmittel	µg Folsäure in 100 g	Lebensmittel	µg Folsäure in 100 g
Getrocknete Bierhefe	3.200	Rinderleber	592
getrocknete Kichererbsen	340	Kalbsleber	240
Weizenkleie	195	Grünkohl roh, weiße Gartenbohnen und Erbsensamen (Trockenware)	187
Rinderniere	170	Erdnüsse	169
getrocknete Linsen	168	Sojakeimlinge	160
Hühnereigelb und grüne Erbsen: Schote und Samen	159	Feldsalat	145

Tabelle: Lebensmittel mit hohen Folsäuremengen

Wie sehen Mangelerscheinungen aus? Folsäuremangel kann lange kompensiert werden, sodass man ihn erst relativ spät bemerkt. Frühsymptome für einen Mangel sind Appetitlosigkeit, Übelkeit, Schmerzen und Brennen der Zunge, Erbrechen und erhöhte Temperatur. Das Blutbild ist verändert, das Lymphsystem wird zurückgebildet, woraus sich eine Immunschwäche ergibt. Durchfall und Störungen der Nahrungsaufnahme und -verwertung können ebenfalls Symptome sein: Grund dafür ist eine veränderte Schleimhaut im Mund und im Darm

Der Folsäuremangel kann folgende Ursachen haben: unzureichende Zufuhr mit der Nahrung, wobei hier Zubereitungsverluste besonders hoch sind, einseitige Ernährung, bestimmte Medikamente wie z. B. Aspirin und Antibiotika, hoher Alkoholkonsum, Unterversorgung mit Eisen, Vitamin C und Vitamin B12, Magen-Darm-Erkrankungen mit Aufnahmestörungen, spezielle Erkrankungen (Sprue, Morbus Crohn ...).

Folsäurequellen – besser natürlich

Man sollte darauf achten, folsäurereiche Lebensmittel zu essen (s. Tabelle), da Präparate langfristig bei etwa 10 Prozent der Personen Krebs verursachen können.

Fazit: Wenn ein Folsäuremangel vom Arzt festgestellt wurde, spricht nach derzeitigem Kenntnisstand nichts gegen eine kurzfristige Einnahme von Folsäure in Kapselform. Auf Dauer ist es jedoch besser, auf eine ausreichende, natürliche Zufuhr zu achten.

Vitamin D – Schutzschild für den Körper

Rund die Hälfte der älteren Bevölkerung in Deutschland – vor allem Frauen – leiden unter Vitamin-D-Mangel. Doch es ist essenziell, damit der Körper das Kalzium aus dem Blut filtern und in die Knochen einbauen kann. Vitamin D verbessert auch die Kalziumaufnahme aus der Nahrung.

Außerdem kann es in gewissem Umfang vor Diabetes, Herz-Kreislauf-Erkrankungen, Muskelschwäche, Krebs und Depressionen schützen.

Ist Vitamin D ein Vitamin? Vitamin D ist kein Vitamin im eigentlichen Sinne, denn man kann es bei ausreichender Sonneneinstrahlung selbst bilden: in der Haut aus Cholesterin.

Und das ist der Knackpunkt, denn je nach Tageszeit, Breitengrad und Jahreszeit ändern sich Sonnenstand, -intensität und Lichtwellenlängen. Besonders die wichtigsten Wellenlängen des Sonnenlichts, die überhaupt erst eine Vitamin-D-Bildung ermöglichen (UV-B-Licht mit einer Wellenlänge von etwa 280 bis 320 nm), werden jenseits des 40. Breitengrades (Deutschland und Österreich liegen zwischen dem 47. und 55. Breitengrad) im Winter durch den flachen Sonnenstand und die damit einhergehende eher schräge Sonneneinstrahlung in der Atmosphäre herausgefiltert. Was bedeutet, dass wir hierzulande zwischen November und April kein Vitamin D bilden können. Im Sommer ist das dagegen meist kein Problem: Bei optimaler Sonneneinstrahlung kann der Körper in rund 10 Minuten während eines Spazierganges oder eines Sonnenbades bis zu 250 µg Vitamin D bilden, was den Tagesbedarf deckt. Wer jedoch bereits gebräunte Haut hat oder Sonnenschutzcreme (es reicht ein Faktor von 15) verwendet, schränkt die Bildung von Vitamin D ein bzw. unterbindet sie sogar. Da wir jedoch rund 90 Prozent des Vitamin-D-Bedarfs über die Sonne decken, sollten wir tatsächlich immer wieder kurz auf Sonnenschutz verzichten.

Vitamin D im Winter – Vitamin D wird im Fall einer »Überdosierung« nicht vom Körper ausgeschieden, sondern in der Leber und im Fettgewebe gespeichert. Sollte die Sonne also einmal ein paar Tage nicht scheinen, ist das kein Grund zur Besorgnis – der Vitamin-D-Bedarf wird aus den Speichern gedeckt.

Mangelerscheinungen treten erst auf, wenn es auf Dauer zu wenig Sonnenlicht gibt, wir uns zu wenig der Sonne aussetzen oder wir in »dunklen Zeiten« zu wenig über die Nahrung zu uns nehmen. Leider reicht die alleinige Versorgung mit Vitamin D durch Lebensmittel grundsätzlich nicht aus, um Mangelerscheinungen vorzubeugen. Vegetarier und Veganer müssen besonders aufpassen, gefährdet sind aber auch schwer kranke, bettlägerige Personen.

Wie viel Vitamin D braucht der Mensch? Am besten lassen Sie sich zumindest dreimal pro Woche die Sonne für rund 10 Minuten ins Gesicht, auf die Hände und Arme scheinen – ohne Sonnencreme. Die pralle Mittagssonne zwischen 12 und 15 Uhr bitte jedoch meiden!

Scheint die Sonne ausgiebig, brauchen Erwachsene zusätzlich 5 µg (0,005 mg) Vitamin D pro Tag über die Nahrung. Ab 51 Jahren sollten es 10 bis 15 µg pro Tag sein.

Vitamin-D-reiche Kost im Winter: Im Winter sollte man auf eine besonders Vitamin-D-reiche Ernährung achten. Reichhaltige Quellen finden Sie in der folgenden Tabelle:

100 g verzehrbares Lebensmittel	µg Vitamin D	100 g verzehrbares Lebensmittel	µg Vitamin D
geräucherter Aal	90	geräucherte Sprotte	32
Hering (Atlantik)	27	Aal	20
Lachs	16	Schwarzer Heilbutt (Grönland)	15
Lachs in Dosen	12	Weißer Heilbutt	5
Makrele	4	Schmelzkäse (45 % Fett i. Tr.),Speisemorcheln, frische Steinpilze	3,1
Frische Pfifferlinge	2,1	Frische Champignons	1,9
Eigelb	1,75	Goudakäse (45 % Fett i. Tr.)	1,3

Durchschnittlicher Vitamin-D-Gehalt einiger Vitamin-D-reicher Lebensmittel

Wenn man älter wird, besser länger in die Sonne! Senioren zählen zur wesentlichen Risikogruppe für eine Vitamin-D-Unterversorgung, selbst wenn sie sich oft im Freien aufhalten. Der Grund dafür liegt in der geringeren Vitamin-D-Produktion der Haut älterer Menschen; sie liegt bei nur noch 25 bis 50 Prozent im Vergleich zu der von jungen Erwachsenen.

Außerdem können im Alter ein Nachlassen der Nierenfunktion und Arzneimitteleinnahmen (z. B. Antiepileptika, spezielle Antibiotika und Cortison) einen Mangel begünstigen. Bei übergewichtigen Menschen gelangt das fettlösliche Vitamin gar nicht erst ins Blut, sondern wird im Körperfett gebunden.

Die Empfehlung, sich bewusst ungeschützt der Sonne auszusetzen, sollten Sie allerdings nicht als Freibrief fürs lange Sonnenbaden verstehen, denn genau die Wellenlängen des Sonnenlichts, die wir für die Produktion von Vitamin D brauchen, sind gleichzeitig für Sonnenbrand verantwortlich. Der wiederum ist oft der Ausgangspunkt für Hautkrebs. Zum Glück reichen jedoch, wie schon gesagt, für die Produktion von Vitamin D rund 10 Minuten – da kommen Sie ohne Hautrötung davon.

Wozu braucht man Vitamin D? Hat der Körper kein Vitamin D zur Verfügung, sinkt die Kalziumkonzentration im Blut und es kann weniger in den Knochen eingelagert werden. Vitamin D sorgt außerdem dafür, dass Kalzium und Phosphat aus dem Dünndarm aufgenommen werden können, was wichtig für den Phosphathaushalt im Körper ist.

Außerdem ist es für die Muskelkraft wesentlich, indem es zum Schutz spezieller Muskelfasern beiträgt, die die kräftigen Bewegungen, z. B. beim Laufen, Steigen, Springen und Heben ermöglichen. Auch die Koordination der Muskelfunktionen gehört zu seinen Aufgaben.

Ein gestörter Knochenstoffwechsel, kombiniert mit einer schwachen Muskulatur, kann besonders im Alter mit einem deutlich erhöhten Risiko für (sturzbedingte) Knochenbrüche einhergehen. Altersforscher empfehlen Senioren ab 60 Jahren daher täglich 20 µg Vitamin D als Nahrungsergänzung. Studienergebnisse zeigten, dass Patienten, die zwischen 17,5 und 25 µg Vitamin D täglich einnahmen, um 34 Prozent seltener stürzten und um 20 Prozent weniger Knochenbrüche erlitten. Mehr als die zehnfache Menge des Tagesbedarfs sollte man jedoch vermeiden, d. h., 50 µg sind die Obergrenze, die nicht überschritten werden sollte.

Auch auf das körpereigene Abwehrsystem wirkt Vitamin D regulierend; außerdem beeinflusst es die Bildung von Haut und Haaren. Sowohl gemeinsam mit als auch ohne Kalzium, nämlich jenem aus Milch, Käse, Joghurt und anderen aus Milch gewonnenen Produkten, hat Vitamin D eine besondere Schutzwirkung: So erkranken Menschen mit einem hohen Vitamin-D-Spiegel seltener an Krebs. Aber auch die Überlebenschancen sind höher, das haben Wissenschaftler der Uni Oslo in Norwegen bei Fällen von Brust-, Lungen- und Darmkrebs bewiesen.

Ein Vitamin-D-Mangel wiederum kann das Risiko der Entstehung von Typ-1- und Typ-2-Diabetes erhöhen, besonders bei Übergewicht.

Es ist schon lange bekannt, dass ein Vitamin-D-Mangel zu einem Rückgang der Gehirnleistung führt: Je niedriger der Vitamin-D-Spiegel im Blut ist, desto schlechter sind die Denkleistungen. Auch Ohrensausen und ein Verlust des Gehörs wird mit einem Vitamin-D-Mangel in Verbindung gebracht.

Da Vitamin-D-Mangel häufiger wird, je älter man wird, sollte man den Wert besser regelmäßig vom Arzt überprüfen lassen.

Vitamin B1 – Thiamin

Vitamin B1 brauchen wir für das Nervengewebe, einen kräftigen Herzmuskel, für Wachstum und Energieversorgung des Körpers.

Eine wichtige Rolle spielt das Vitamin beim Kohlenhydratstoffwechsel und für das Nervensystem, deren jeweilige Leistung vom anderen abhängig ist: Das Gehirn deckt seinen Energiebedarf überwiegend aus der Zuckerverwertung (Glukose = Traubenzucker). Ist der damit zusammenhängende Kohlenhydratstoffwechsel gestört, hat dies entsprechende Folgen für das Gehirn.

Ist ein Mangel zu erwarten? Woran erkennt man das? Etwa 21 Prozent der Männer und 32 Prozent der Frauen liegen mit ihrer Vitamin-B1-Versorgung unter dem empfohlenen Wert. Bei älteren Frauen (65 bis 80 Jahre) liegt dieser Wert sogar bei 40 Prozent.

Bereits mittelschwere Versorgungsmängel können zu Herzbeschwerden und -störungen bei geringen Anstrengungen, Wadenkrämpfen, Herabsetzung der Magensaftsekretion, erhöhter Infektanfälligkeit, Appetitlosigkeit bis hin zur Magersucht, Reflexstörungen, Müdigkeit, Konzentrationsschwäche, Reizbarkeit, verminderter Toleranz gegenüber Außeneinflüssen (wie z. B. Lärm), Depressionen und Angstzuständen führen.

Zu einem Vitamin-B1-Mangel kann es bei Diabetes, schweren Leberstörungen und Schilddrüsenüberfunktion kommen. Bei älteren Personen sowie in Stresssituationen und bei körperlich schwer arbeitenden Menschen ist der Vitamin-B1-Bedarf erhöht, ebenso bei starkem Alkoholkonsum.

Wie viel Vitamin B1 braucht man? Erwachsene Frauen benötigen täglich etwa 1,0 bis 1,2 mg, Männer 1,4 mg. Bei geringerer körperlicher Aktivität benötigen auch Männer nur 1,2 bis 1,0 mg/Tag.

In der folgenden Tabelle sind Lebensmittel aufgelistet, die viel Vitamin B1 enthalten:

100 g Lebensmittel	Milligramm Vitamin B1	100 g Lebensmittel	Milligramm Vitamin B1
Bierhefe getrocknet	12	Weizenkeimlinge	2
Sonnenblumenkerne	1,9	Roggenkeimlinge	1,0–2,0
Sonnenblumenkernmehl	1,5	Schweinefilet	1,1
Sojabohnensamen	1	Erdnüsse, ungeröstet, Schweinefleisch, Muskel	0,9
Amaranth (Trockenware), Erbsensamen	0,8	Sesamsamen	0,79
Cashewnüsse, Weizenkleie, Pistazien	0,6–0,7	Hafergrütze, Haferflocken	0,6

Durchschnittlicher Vitamin-B1-Gehalt einiger Vitamin-B1-reicher Lebensmittel

Vitamin B12

Die Versorgung mit Vitamin B12 ist für gesunde Mischkostesser und Vegetarier, die Eier und Milch und Milchprodukte essen, kein Problem. Eine Unterversorgung kann jedoch unangenehme Folgen haben.

Was ist Vitamin B12 eigentlich? Vitamin B12 bezeichnet eine Reihe verschiedener chemischer Formen, allerdings wirken nur zwei davon als Vitamin: Methylcobalamin und Adenosylcobalamin. Ähnliche, aber als Vitamin wirkungslose Verbindungen, bezeichnet man als B12-Analoge. Der Körper nimmt sie zwar auf die gleiche Art auf wie das aktive Vitamin, sie erfüllen aber ihre Aufgaben im Organismus nicht und blockieren durch ihr Vorhandensein die aktiven Varianten.

Vitamin B12 kann weder von höheren Pflanzen noch vom menschlichen Organismus oder von Tieren gebildet werden. Nur bestimmte Mikroorganismenarten sind dazu in der Lage. Diese findet man allerdings auch in der Darmflora von Tier und Mensch.

Wie nimmt der Mensch Vitamin B12 auf? Nur etwa ein Prozent des im Darm befindlichen Cobalamins gelangt durch die Darmwand in den Körper (freie Diffusion). Beim gesunden Menschen wird Vitamin B12 hauptsächlich aktiv aufgenommen, nämlich über die Nahrung im Verdauungstrakt:

Die Magenschleimhaut bildet den sogenannten Intrinsic Factor, ein Glykoprotein, das sich an das aus der Nahrung aufgenommene Vitamin B12 bindet und dadurch dessen Resorption über den letzten Dünndarmabschnitt ermöglicht. Der Dünndarm ist fast frei von Bakterien. Die wertvollen Mikroorganismen, die das Vitamin B12 produzieren, befinden sich im anschließenden bakterienreichen Dickdarm. Da das Vitamin also erst dort gebildet wird, wo es nicht aufgenommen werden kann, ist der Mensch auf die Zufuhr über die Nahrung angewiesen!

Kann man Vitamin B12 speichern? Im Unterschied zu den restlichen B-Vitaminen kann Vitamin B12 in beträchtlichen Mengen gespeichert werden. 60 Prozent davon ist in der Leber und rund 30 Prozent in der Muskulatur deponiert. Der Vorrat reicht 3 bis 5 Jahre. Dies erklärt auch, warum Veganer und Veganerinnen bei vorher normal gefüllten Speichern ohne nennenswerte weitere Aufnahme erst nach vielen Jahren einen Mangel zeigen. Enthält die Nahrung überhaupt kein Vitamin B12, verringert sich sein Gehalt erst nach 1 bis 4 Jahren um die Hälfte.

Wozu braucht man es? Vitamin B12 hat u. a. eine wichtige Funktion für die blutbildenden Zellen des Knochenmarks und die des Verdauungstraktes. Wir brauchen es für die Zellneubildung, v. a. im Nerven- und Blutgewebe sowie für die Reifung von Haut- und Schleimhautzellen. Zusätzlich verwandelt es das B-Vitamin Folsäure in seine aktive Form. Weiter gilt Vitamin B12 als Nervenschutzvitamin, da es z. B. die Schutzhülle um die Nerven, die Myelinschicht, stärkt.

Wie viel braucht man? Um Mangelerscheinungen zu vermeiden, sind im Mittel 3 µg täglich ideal, da der Wert die zu erwartenden Aufnahmeverluste von ca. 50 Prozent berücksichtigt. Bei normaler Mischkost nimmt man etwa 2 bis 5 µg täglich zu sich. Manche Krankheiten und Medikamente erhöhen den Bedarf.

Wer ist von einem Mangel bedroht? In Studien fand man bei etwa 10 bis 30 Prozent der älteren gesunden Personen über 65 Jahren einen Vitamin-B12-Mangel. Ursache ist in den meisten Fällen aber nicht die unzureichende Zufuhr über die Nahrung, sondern eine verminderte Aufnahme. Das sensible System der aktiven B12-Aufnahme über den Intrinsic Factor ist nämlich das schwächste Glied in der Kette.

Problematisch ist dies bei einer chronischen Magen- und Darmerkrankung, einer krankhaften Darmbesiedlung (z. B. durch den Fischbandwurm, übertragen durch rohen Süßwasserfisch), verschiedenen angeborenen Störungen des Cobalaminstoffwechsels und einer chronischen Magenschleimhautentzündung (Stichwort »Helicobacter pylori«). Auch diverse Medikamente, zu wenig Magensäure oder eine Entfernung des Magens und damit der Intrinsic-Factor-Produktion, führen zu einem Defizit. Wurde die Blase etwa im Fall von Blasenkrebs entfernt und durch einen Teil des Dünndarms ersetzt, kann das Vitamin ebenfalls nicht mehr aufgenommen werden. In diesen Fällen muss es regelmäßig einmal alle 4 bis 12 Wochen gespritzt werden.

Wie erkennt man einen Mangel? Ein Vitamin-B12-Mangel beeinträchtigt nahezu den gesamten Körper. Er beginnt oft mit unspezifischen Symptomen wie leichter Ermüdbarkeit, allgemeiner Schwäche und Herzklopfen, Haut und Schleimhäute werden blass. Diese Krankheitszeichen können einen echten Mangel bereits Jahre vorher andeuten.

Schließlich ist der Gehalt an roten Blutkörperchen vermindert und das Blutbild zeigt die charakteristischen großen Blutkörperchen. Weitere Symptome sind Zungenbrennen oder Zungenentzündungen sowie Kribbeln in oder das Einschlafen von Händen und Füßen. Die Spiegel anderer Vitamine sinken, ein Eisendefizit tritt auf. Bildet sich der Sehnerv zurück, ist eine sofortige Gabe von hoch dosiertem Vitamin B12 nötig. Wird der Mangel in diesem Stadium entdeckt, kann man die Symptome noch durch entsprechende Cobalamin-Gaben beseitigen. Hält der Mangel allerdings an, kann es sehr rasch zu unheilbaren Schäden am Nervensystem kommen.

Bei Veganern kommt hinzu, dass durch ihre normalerweise sehr gute Versorgung mit dem Vitamin Folsäure ein Vitamin-B12-Mangel sehr leicht übersehen und möglicherweise erst zu spät erkannt wird.

Seniorinnen und Senioren sollten ihre Vitamin-B12-Versorgung alle zwei bis drei Jahre überprüfen lassen. Dies gilt insbesondere für Veganer und Ovo-Lacto-Vegetarier, um die zahlreichen gesundheitlichen Vorteile ihrer Ernährungsformen nicht unnötig zu gefährden.

Wo kommt es vor? Wo besonders viel davon? Hohe Mengen an Vitamin B12 finden Sie z. B. in Innereien und Herz von Kalb, Rind, Schwein sowie Lamm. Auch Seefische enthalten oft viel davon (s. folgende Tabelle).

100 g Lebensmittel	µg Vitamin B12	100 g Lebensmittel	µg Vitamin B12
Rinderleber	65	Schweineleber	39
Rinderniere	33,4	Austern	15
Salz- oder Pökelhering	13	Kalbsherz, Ostseehering	11
Bückling	9,7	Makrele	9
Rindfleisch	5,0	Rotbarsch	3,8

Seelachs	3,5	Camembert (45 % Fett i. Tr.)	3,1
Emmentaler, Lachs	3	Tilsiter	2,5

Durchschnittliche Vitamin-B12-Gehalte verschiedener reichhaltiger Lebensmittel

Die Hauptlieferanten für Vitamin B12 sind Fleisch und Fleischerzeugnisse, Wurstwaren sowie Milch und daraus hergestellte Produkte. Andere Lebensmittelgruppen spielen nur eine geringe Rolle.

Algen wie Spirulina und fermentierte Sojaprodukte sind keine geeigneten Vitamin-B12-Quellen, da sie größtenteils Analoge enthalten.

Mineralstoffe

Unsere Gesundheit hängt nicht nur von Vitaminen, lebensnotwendigen Eiweißstoffen und Fettsäuren ab, auch Mineralstoffe sind Substanzen, die wir benötigen, um fit und gesund zu bleiben. Im Unterschied zu manchen Vitaminen werden sie vom Körper nicht umgebaut und stehen ihm daher nicht mehr zur Verfügung. Da sie aber z. B. über den Schweiß oder Urin wieder ausgeschieden werden, müssen wir sie ebenfalls stetig zu uns nehmen.

Es gibt einen Mineralstoff, dessen Bedarf bei Frauen sinkt, wenn sie den Wechsel hinter sich haben: Eisen. Dadurch, dass der monatliche Verlust entfällt, benötigen sie dann auch nur so viel wie Männer. Dennoch ist ein Eisenmangel möglich. Man bemerkt ihn, wenn man sich ständig müde und erschöpft fühlt sowie viele Haare verliert. Jedoch schadet ein Zuviel an Eisen ebenso. Ohne Feststellen des Eisenstatus beim Arzt sollte man auf keinen Fall zur Selbstmedikation greifen.

In jedem Lebensalter wichtig ist Magnesium: Es hilft den Hautzellen bei der Sauerstoffaufnahme. Damit sich unsere Zellen erneuern können, brauchen sie ausreichend Kalzium. Ebenso wie Phosphor sorgt es u. a. dafür, dass unsere Haut widerstandsfähiger wird

Mineralstoff, an dem generell ein Mangel herrscht:

- *Jod:* Jod ist ein Mineralstoff, an dem hierzulande typischerweise ein Mangel herrscht. Wir nehmen Jod als Salz oder an andere Nahrungsbestandteile gebunden auf. Es gelangt über das Blut zum sog. »Natrium-Jodid-Symporter« (NIS) in der Schilddrüse, der das Jod anreichert.
  Eine gute Jodversorgung benötigt man für einen ausreichenden Schilddrüsenhormonspiegel.
  Wird Jod im Körper gespeichert? Wir haben etwa 10 bis 20 mg Jod im Körper, fast alles davon befindet sich in der Schilddrüse. Diese Menge reicht theoretisch ein halbes Jahr für die Produktion von Schilddrüsenhormonen. Nehmen wir also kurzzeitig wenig bis kein Jod auf, bedeutet das nicht sofort auch einen Jodmangel.
  Wie viel braucht man? Die wünschenswerte Höhe der täglichen Jodzufuhr (µg/Tag, µg = 1 Tausendstel mg) liegt ab 51 Jahren bei 180 µg am Tag. Einen erhöhten Jodbedarf haben Veganer und Personen mit Jodmangelkrankheiten.
  Ohne Verwendung von Jodsalz liegt die tägliche, nahrungsbedingte Jodzufuhr in der Regel zwischen 30 bis 70 µg Jod bei Erwachsenen, das heißt nur etwa ein Drittel der wünschenswerten Zufuhr wird erreicht. Die Differenz zur Empfehlung kann über die Ernährung nur gedeckt werden, wenn regelmäßig Lebensmittel verzehrt werden, die viel Jod enthalten und die mit Jodsalz hergestellt werden. Eine einmalige Seefischmahlzeit pro Woche reicht jedenfalls zur Bedarfsdeckung nicht aus.

Wo findet man es und wo besonders viel davon? Eine Quelle für Jod ist z. B. jodiertes Speisesalz. Es zählt bei uns zu den diätetischen, entsprechend gekennzeichneten Lebensmitteln. Es enthält mindestens 15 mg und höchstens 25 mg Jod pro kg Kochsalz. Mit der empfohlenen Salzzufuhr von 5 g können somit 100 µg Jod aufgenommen werden, das entspricht ziemlich genau der Menge, die in unserer üblichen täglichen Nahrung fehlt. Mediziner betrachten diese Menge auch bei Unter- oder Überfunktion der Schilddrüse, bei den sogenannten »heißen Knoten« (das ist Schilddrüsengewebe, das unkontrolliert Schilddrüsenhormone produziert) und bei der Jodakne als unbedenklich.

Anhand folgender Tabelle sehen Sie, wie viel Sie von einem jodhaltigen Lebensmittel für den Tagesbedarf essen müssten:

100 g verzehrfertiges Lebensmittel	µg Jod/100 g Lebensmittel	100 g verzehrfertiges Lebensmittel	µg Jod/100 g Lebensmittel
Schellfisch	416	Meeräsche	330
Seelachs	260	Scholle	190
Goldbarsch (Rotbarsch)	99	Brathering	93
Bückling	72	Schinken	60-70
Hering, Heilbutt	52	Makrele	51

Tabelle: Durchschnittliche Jodgehalte von besonders jodhaltigen Lebensmitteln

Wie erkennt man einen Jodmangel? Frühsymptome eines Jodmangels können sich in mangelnder Antriebskraft, Depressionen und anderen Befindlichkeitsstörungen ausdrücken. Bereits bei geringfügiger Unterversorgung erkennt man einen Jodmangel äußerlich häufig an einem sogenannten Kropf, d. h. einer vergrößerten Schilddrüse. Die meisten Menschen mit einem Kropf weisen jedoch keine Störungen der Schilddrüsenfunktion auf. Weitere Anzeichen für einen Jodmangel können ständige Müdigkeit, Konzentrationsschwäche und spröde Haare sein. Viele Körperfunktionen werden langsamer und träger: Wir sind geistig und körperlich nicht so fit, wie es unserem Alter entsprechen würde; wir neigen zu trockener, schuppiger Haut und unser Gesicht sieht ein wenig aufgequollen aus. Unser Darm arbeitet nur träge, wir frieren leicht und neigen zu Infekten.

- *Kalzium:* Kalzium, im Volksmund auch als Kalk bezeichnet, ist der wichtigste Mineralstoff des Körpers. Leider liegen gut 60 Prozent der Senioren unter den empfohlenen Werten.
  Wozu braucht man Kalzium? Kalzium ist u. a. wichtig für den Aufbau und den Erhalt von Knochen und Zähnen, und Teil der aktiven Form des Vitamin D.
  Das im Skelettsystem vorhandene Kalziumphosphat dient als Reservoir, das benötigt wird, wenn von der Niere zu viel Kalzium und Phosphat ausgeschieden wird.
  Welche Faktoren beeinflussen die verfügbare Kalziummenge für den Körper? Die Kalziumaufnahme wird von vielen Faktoren beeinflusst, etwa von der Phosphatzufuhr: Ein zu hoher Phosphatgehalt beeinflusst unseren Kalziumhaushalt negativ. Optimal wäre ein Verhältnis von Kalzium zu Phosphat in unserer Nahrung von 1:1. Die meisten Lebensmittel enthalten mehr Phosphat als Kalzium, sodass durch die herkömmliche Nahrungszusammenstellung ein Verhältnis von 1:2 bzw. 1:3 entsteht.
  Ein ideales Kalzium-/Phospatverhältnis finden Sie in den folgenden Lebensmitteln:

100 g Lebensmittel	Enthaltene Kalziummenge in mg (Verhältnis Kalzium/Phosphat)	100 g Lebensmittel	Enthaltene Kalziummenge in mg (Verhältnis Kalzium/Phosphat)
Magermilchpulver	1.290 (1,3:1)	Vollmilchpulver	1.047 (1,5:1)
Sesamsamen	ca. 1.000 (1:2)	Schlafmohnsamen	1.460 (1,7:1)
Parmesan	1.178 (1,6:1)	Bergkäse, Vollfettstufe	1.100 (1,6:1)
Appenzeller	1.090 (1,5:1)	Emmentaler	1.029 (1,6:1)
Tilsiter	910 (1,6:1)	Gouda	820 (1,9:1)

Tabelle: Kalziumreiche Lebensmittel mit idealem Phosphatgehalt

Da Phosphat gerne als Zusatzstoff eingesetzt wird, nimmt man durch den Verzehr von Fleisch, Fleischwaren, Brot, Käse und Fertigprodukten viel Phosphat auf. Besonders reichlich ist es in Cola und Schmelzkäse enthalten. Ein sehr günstiges Lebensmittel ist dagegen Milch, denn sie enthält mehr Kalzium als Phosphat. Außerdem fördert *Milchzucker (Laktose)* die Aufnahme von Kalzium. Der Gehalt an Laktose macht die Milchprodukte zur besten Kalziumquelle. Leidet man unter Kalziummangel, kann die Zugabe von Trockenmilchpulver helfen, das Kalziumangebot zu verbessern. So kann man hellen gebundenen Suppen und Soßen, Salatdressing, Kartoffelpüree und Milchspeisen Trockenmagermilch zugeben. Ein Zusatz von 10 g Trockenmagermilch pro Portion liefert etwa 130 mg Kalzium. Eine geschmackliche oder küchentechnische Beeinträchtigung gibt es nicht. Der Geschmack soll sogar cremig-sahniger werden.

Wenn Sie keine Milch vertragen (Allergie oder Laktoseunverträglichkeit), können Sie vergorene Milchprodukte wie Joghurt oder Käse probieren – sie werden meist problemlos vertragen.
Käse ist generell eine ideale Kalziumquelle. Die Gesamtknochenmasse bei Versuchspersonen mit regelmäßigem Käsekonsum nahm stärker zu als bei jenen, die künstliche Kalziumpräparate eingenommen hatten.
Außerdem ist eine genügende *Vitamin-D*-Versorgung für eine ausreichende Kalziumaufnahme erforderlich, denn dieses Vitamin ist für den Transport von Kalzium durch die Darmzellen nötig. Fehlt es, kann das Kalzium nicht aus dem Darm in die Blutbahn gelangen und verlässt den Körper ungenutzt. Umgekehrt ist sowohl die Mineralisierung des Knochens als auch die Regulation des Vitamin-D-Stoffwechsels von der aktuellen Verfügbarkeit von Kalzium abhängig. Daher ist die Voraussetzung für eine optimale Kalziumversorgung ein ausgeglichener Vitamin-D-Haushalt.
Auch *Fruchtsäuren* und *ausreichende körperliche Bewegung* sind für eine gute Kalziumaufnahme nötig.
Östrogene steigern die Aufnahme von Kalzium im Darm. Daher haben Frauen mit einem Östrogenmangel einen erhöhten Kalziumbedarf.
In kleinen Portionen kann der Körper den wichtigen Mineralstoff besonders gut aufnehmen.
Woran erkennt man einen Kalzium-Mangel? Ist ein Mangel zu erwarten? Sinkt der Kalziumbestand im Blut, wird der Mineralstoff automatisch aus den Knochen gelöst, wobei die Anpassungskapazität und -geschwindigkeit sehr starken individuellen Schwankungen unterliegt. Im Allgemeinen zeigt die Kalziumbilanz im Körper eine Abhängigkeit von seiner Aufnahme und der Speicher »Knochen« kann nicht unendlich lange angezapft werden. Wird über einen längeren Zeitraum zu

wenig Kalzium über die Nahrung angeliefert, verliert der Knochen seine Stabilität. Die Folge: Funktionsverluste und Knochenbrüche.

Auch die Entstehung von Osteoporose (= Knochenschwund) wird begünstigt. Dies äußert sich in der zweiten Lebenshälfte durch brüchigere Knochen. Weitere Symptome für einen Kalziummangel ist die Übererregbarkeit von Nerven und Muskeln.

Ein schwacher Kalziummangel kann symptomlos bleiben. Bei leichter Unterversorgung sind Krampfanfälle oder dünnere Haut, Haare und Nägel zu beobachten. Wird der Mangel stärker, kann es zu schmerzhaften Muskelkrämpfen, bevorzugt der Mittelhand- und Mittelfußmuskulatur, kommen. Außerdem treten Sensibilitätsstörungen (Taubheitsgefühl, Kribbeln) auf, insbesondere um den Mund herum sowie an den Finger- und Zehenspitzen. Auch Depressionen und eine Trübung der Augenlinse können auftreten. Diese Symptome können durch ein Defizit an Kalium bzw. Magnesium verstärkt werden. Üblicherweise sind die Ursachen für einen starken Kalziummangel Defekte an den Hormonsystemen, die den Kalziumhaushalt steuern.

Fazit: Um eine Überdosis sowie eventuelle andere nachteilige Wirkungen von Vitamin- und Mineralstoffpräparaten zu vermeiden und die positiven Einflüsse der anderen pflanzlichen Stoffe zusätzlich nutzen zu können, raten Ernährungswissenschaftler und zuverlässige Ratgeber von Vitamin- und Mineralstoffpräparaten – ohne ärztliche Kontrolle – ab. Nur anhand von Analysedaten, die zum Teil teuer sind und oft von der Krankenkasse nicht bezahlt werden, kann unter Berücksichtigung der jeweiligen Lebens- und Ernährungssituation entschieden werden, ob ein Präparat erforderlich ist oder ob man durch gezielte Ernährung den Mangel beheben kann. Entscheidet der Arzt, dass ein Vitamin- oder Mineralstoffpräparat erforderlich ist, so muss es sorgfältig, sowohl in der Zusammensetzung als auch in der Dosierung, ausgewählt werden. Wer glaubt, sich Gesundheit und damit etwa einen Winter ohne Erkältung mit Vitamintabletten erkaufen zu können, liegt definitiv falsch.

Wer gesund und fit bleiben oder werden will, muss darauf achten, dass die Gesamtbalance beim Essen stimmt und nicht zu viel oder zu wenig von bestimmten Vitaminen oder Mineralstoffen enthalten ist.

Wenn Mineralstoffe zugeführt werden müssen, dann raten Experten zu Präparaten, die jeweils nur einen Nährstoff enthalten. Auch sie sollten nur über einen begrenzten Zeitraum und unter ärztlicher Aufsicht eingenommen werden.

Viel Gemüse und Obst anstelle von Vitamin- und Mineralstoffpräparaten zu essen, hilft, eine gute Figur zu erhalten und bremst wahrscheinlich sogar das Altern. Es ist erwiesen, dass eine obst- und gemüsereiche Ernährung einen schützenden Effekt gegen Gefäß-, Herz-Kreislauf-Erkrankungen und Krebs hat – besser als jedes Pülverchen. Die nationale Verzehrsstudie der BRD ergab, dass im Durchschnitt leider nicht ausreichend Obst und Gemüse gegessen wird. 400 g Gemüse pro Tag sollte man essen – diese Menge unterschreiten etwa 87,4 Prozent der Befragten. 250 g Obst sollte man pro Tag essen – das erreichen 59 Prozent der Befragten nicht.

Vitamin- und Mineralstoffbedarf bei Hochbetagten

Sieht man einmal vom Jod ab, das über gesetzliche Vorschriften heutzutage reichlich in die Nahrungsmittel gelangt, braucht niemand, der gesund ist, Vitamin- oder Mineralstoffpräparate einzunehmen.

Anders sieht es jedoch bei alten und kranken Menschen aus. Fachleute schätzen, dass knapp 3 Prozent der über

65-jährigen Bevölkerung der Bundesrepublik Deutschland mangelernährt ist. Dabei sind die *Hochbetagten (über 80 Jahre)* fast doppelt so häufig mangelernährt wie die 60- bis 80-Jährigen. Jüngere Senioren unterscheiden sich in der Vitaminversorgung nicht wesentlich von den noch im Erwerbsleben stehenden jüngeren Erwachsenen. Mit einer vernünftigen Ernährung sind sie ausreichend mit den wertvollen Substanzen versorgt.

Erst bei chronisch Kranken und Hochbetagten steigt mit zunehmendem Alter, z. B. wegen des reduzierten Kalorienbedarfs und Durstgefühls, auf Grund von Kau- und Schluckbeschwerden, des schlechteren Geruchs- und Geschmackssinnes, des geringeren Appetits, sozialer Isolation, Rauchen etc., die Gefahr eines Vitamin- und Mineralstoffmangels.

Auch wenn man älter wird: Gesund ernähren!

Generell scheinen sich ältere Menschen zunehmend weniger gesund zu ernähren. Warme Mahlzeiten werden zudem aufgrund der verschlechterten Kaufunktion oft systematisch weich gekocht und häufig wiedererwärmt, auch aufgrund von Einschränkungen in der Beweglichkeit(einkaufen). Dazu kommt, dass alte Menschen oft mehrere Medikamente gleichzeitig einnehmen (zwischen 2 und 10 verschiedene Präparate), die sich zum einen auf den Appetit und zum anderen generell auf den Vitamin- und Mineralstoffstatus des Körpers auswirken können. Sinkt die Kalorienzufuhr schließlich auf *unter 1.500 kcal/Tag* ist eine ausreichende Bedarfsdeckung mit lebenswichtigen Mineralstoffen und Vitaminen durch den Verzehr einer landesüblichen Mischkost nur schwer möglich. Zumeist fehlt es an den Vitaminen A, B1, B2, B6, B12, Folsäure sowie C, bei Mineralstoffen an Eisen und Kalzium. Betroffen sind in erster Linie folgende Nährstoffe:

- *Vitamin B12:* Relativ viele über 70-jährige Menschen leiden unter einem Mangel am sogenannten »Intrinsic factor«, der nur von einer intakten Magenschleimhaut ausreichend gebildet wird (s. Kapitel II. 2). Ein Vitamin-B12-Mangel kann auch den Cholesterinstoffwechsel beeinträchtigen.
- *Vitamin D und Kalzium:* Alterungsprozesse sowie der Östrogenmangel nach dem Wechsel führen vor allem bei Seniorinnen zu stärkeren Kalziumverlusten über die Niere, während gleichzeitig die Kalziumaufnahme über den Darm sinkt. Außerdem führt ein Vitamin-D-Defizit zu einer verschlechterten Kalziumnutzung. Eine geringe Kalziumzufuhr führt dann nicht selten zu einem Kalziumdefizit, Knochenabbauprozessen sowie einem erhöhten Risiko, osteoporotische Knochenbrüche zu erleiden. Um das zu vermeiden, sollte man kalziumreiche Nahrungsmittel essen. Ob auch medikamentös zugeführt werden muss, sollten Sie mit ihrem Arzt besprechen.
- *Selen:* Ein Selenmangel beeinträchtigt die Schilddrüsenfunktion und führt zur Abnahme der Immunabwehr in den Körperzellen. Hohe Konzentrationen davon finden Sie in Sesam und Kokosnuss (etwa 800 µg/100 g) – bei dieser Konzentration reichen 1 bis 2 Esslöffel pro Tag. Auch Karpfen, Sonnenblumenkerne, Sojabohnen und Sardinen enthalten relativ viel Selen.
- *Zinkmangel* (s. Tabelle Kapitel III. b) äußert sich in der Abnahme des Geruchssinns. Eine erhöhte Zinkaufnahme dagegen reduziert die Infektionsrate älterer Menschen und verbessert die Überlebenschance bei Infektionskrankheiten.

Fazit: Man sollte im hohen Alter Müdigkeit und Abgeschlagenheit, eine Abnahme der Immunabwehr mit vermehrter Infektanfälligkeit, eine Verlängerung der Erholungszeit nach Krankheiten sowie ähnliche Symptome nicht zwangsläufig auf das Alter zurückführen. Es kann sich auch um einen Vitamin- oder Mineralstoffmangel handeln. Der Verlauf vieler Krankheiten, die im Alter verstärkt auftreten, kann mithilfe einer ausreichenden Vitamin- und Mineralstoffversorgung positiv beeinflusst werden. Entsprechende Vorsorge kann die Zeitspanne der Hilfsbedürftigkeit vor dem Tod verkürzen und die Lebenserwartung erhöhen.

Dennoch: Einfach das in der Werbung angepriesene Vitaminprodukt einzunehmen, hilft wenig. Es kann die falschen Vitamine und Mineralstoffe enthalten. Bevor Sie ein derartiges Präparat einnehmen, besser vom Arzt den Vitamin- und Mineralstoffstatus kontrollieren lassen. Das ist die beste Vorsorge, wenn man gesund 100 Jahre alt werden will.

Sekundäre Pflanzenstoffe & Co. beugen nicht nur Krebs vor

Sekundäre Pflanzenstoffe sind im Grund genommen eine Vielzahl chemisch unterschiedlicher Verbindungen (es sind allein über 4.000 Flavonoide bekannt), die in sehr geringen Konzentrationen nur in Pflanzen vorkommen, beim Menschen jedoch medizinische Wirkung entfalten und Bestandteil zahlreicher Arzneimittel sind. Es gibt mehr als 60.000 und bis zu 100.000 unterschiedliche sekundäre Pflanzenstoffe, von denen wir erst etwa 40 Prozent kennen. Die roten, grünen und gelben Farbstoffe im Paprika, die Duftstoffe in der Gurke und die »Tränentreiber«-Substanz in der Zwiebel sind nur einige Beispiele. Und wir wissen mittlerweile, dass Weißkohl mindestens 49 verschiedene sekundäre Pflanzenstoffe enthält. Die Wirkung einiger dieser Stoffe sind den Menschen seit Jahrtausenden bekannt – ohne dass sie wussten, worauf genau diese zurückzuführen war:

Sie wussten um die schützende Wirkung von Knoblauch vor Herz-Kreislauf-Erkrankungen, um die anregende von Kaffee oder die stopfende von Kakao.

Fehlen diese sekundären Pflanzenstoffe in unserer Ernährung, führt dies zwar nicht sofort zu Mangelerscheinungen, doch Wissenschaftler sind sich einig, dass das Risiko steigt, an bestimmten Krebsarten zu erkranken. Mit einer vollwertigen Kost nehmen wir jedoch automatisch viele dieser gesundheitsfördernden Substanzen auf.

Pflanzliche Bioprodukte enthalten in der Regel höhere Konzentrationen an sekundären Pflanzenstoffen als konventionelle Lebensmittel. Dies liegt daran, dass sie infolge des Verzichts auf intensiven Pflanzenschutz (Pestizide) im ökologischen Anbau stärker auf ihre eigenen Abwehrmechanismen angewiesen sind. Dafür bilden sie auch sekundäre Pflanzenstoffe.

Derzeit weiß man allerdings noch nicht genug über die wertvollen Lebensmittelinhaltsstoffe, um Zufuhrempfehlungen für die einzelnen Substanzen geben zu können.

Sekundäre Pflanzenstoffe wirken zum Teil als Antioxidantien, als Radikalfänger, um den Organismus vor gesundheitsschädlichen Wirkungen des Sauerstoffs schützen. Sie sollen sogar das Risiko für Krankheiten wie Arteriosklerose, bestimmte Krebsarten oder Grauen Star reduzieren. Zu den Antioxidantien gehören außerdem auch einige Vitamine (A, C, E).

Außer den sekundären Pflanzenstoffen haben Phytinsäure und Chlorophyll krebsvorbeugende Wirkung. Erstere finden Sie in Hülsenfrüchten, Ölsaaten, Nüssen und anderen Samen sowie in den Randschichten von Getreide. Chlorophyll ist der grüne Pflanzenfarbstoff, entsprechend ist es in grünem Gemüse (Spinat, Brokkoli, grüner Salat etc.) enthalten. Alle diese Pflanzen enthalten auch sekundäre Pflanzenstoffe, sodass Sie beim Verzehr derselben gleichzeitig mit weiteren wertvollen Substanzen versorgt werden.

Ballaststoffe sind für die Gesundheit wichtig

Es besteht nachgewiesenermaßen ein Zusammenhang zwischen einem hohen Anteil an Ballaststoffen in der Nahrung und einer geringen Rate von Herz-Kreislauf-Erkrankungen sowie einer Reduzierung des Bluthochdrucks und des Darmkrebsrisikos. Tatsächlich stellte man fest, dass sie den Cholesterinstoffwechsel beeinflussen können und die Glukosetoleranz (wichtig, um den sogenannten »Alterszucker« zu lindern oder zu verhindern) verbessern.

Ballaststoffe kommen ausschließlich in pflanzlichen Lebensmitteln vor, so z. B. in Getreide, Gemüse, Hülsenfrüchten, Obst und Samen. Sie werden von den Verdauungsenzymen des Menschen nicht oder nur unvollständig abgebaut.

Zu den Ballaststoffen gehören z. B. Zellulose und Pektine, Agar-Agar, Alginate, modifizierte Stärke und Guarkernmehl. Die häufigsten sind Zellulose, Hemizellulose und Pektin. Letzteres findet man natürlicherweise in allen Pflanzen, vor allem jedoch in Obst und Gemüse, besonders in Äpfeln und Zitrusfrüchten, aber auch in Beeren und sogar Kohl. Sie kennen es vielleicht aus der Anwendung im Haushalt. So nutzt man es als Bestandteil von Gelierzucker zum Herstellen von Konfitüren, Gelees usw.

Wie hoch sollte der tägliche Anteil an Ballaststoffen in unserer Nahrung sein? Mindestens 30 g Ballaststoffe sollte man täglich zu sich nehmen, besser wären jedoch 40 bis 50 g pro Tag. Da Ballaststoffe verschiedene positive Wirkungen haben und in unterschiedlicher Menge und Zusammensetzung in Lebensmitteln vorkommen, sollten auch möglichst unterschiedliche aufgenommen werden. Das bedeutet: Die wertvollen Substanzen sollten aus Gemüse, Obst, Kartoffeln und Hülsenfrüchten stammen. Insbesondere Letztere enthalten erhebliche Mengen davon: Der Gehalt beträgt bei Bohnen, Erbsen, Kichererbsen und Linsen zwischen 15 und 23 Prozent!

Ballaststoffe erleichtern das Abnehmen und senken den Blutzuckerspiegel: Ballaststoffe haben den Vorteil, dass sie das Volumen der Nahrungsmittel vergrößern und so einen stärkeren Sättigungseffekt hervorrufen. Dazu kommt, dass ballaststoffreiche Lebensmittel eine geringere Kaloriendichte aufweisen als ballaststoffarme. Infolge spezieller Inhaltsstoffe werden manche Nahrungsbestandteile, etwa der Traubenzucker (Glukose), langsamer aufgenommen. Dies hat den Vorteil, dass der Blutzuckerspiegel langsamer ansteigt und nicht dieselben Höchstwerte erreicht wie ohne Ballaststoffe. Auch die Magenentleerung wird durch Ballaststoffe verlangsamt, wodurch das Sättigungsgefühl länger anhält. Damit tragen ballaststoffreiche Lebensmittel zu einer guten Figur bei, was wiederum das Risiko von Herz-Kreislauf-Krankheiten senkt.

Bei Diabetikern mit Alterszucker können durch eine ballaststoffreiche Ernährung häufig die Medikamente abgesetzt oder niedriger dosiert werden. Umgekehrt bedingt eine ausreichende Ballaststoffzufuhr eine geringere Auftretensrate von Alterszucker. Forschungsergebnisse deuten sogar darauf hin, dass die Zahl der Insulinrezeptoren steigt, wenn man regelmäßig und langfristig ballaststoffreiche Nahrungsmittel isst. Wirksamer sind dabei die Ballaststoffe, die natürlich in Lebensmitteln enthalten sind, als jene in Pulver- oder Kapselform.

Manche Ballaststoffe können den Blutdruck senken: Manche Ballaststoffe senken tatsächlich den Blutdruck. So entstehen z. B. bei der Verdauung der Ballaststoffe von Bohnen durch Bakterien im Dickdarm kurzkettige Fettsäuren, die für das Senken des Blutdrucks mitverantwortlich sind.

Die bereits erwähnten Pektine, die zu den wasserlöslichen Ballaststoffen gehören, senken ebenfalls den Blutdruck.

Wie komme ich an ausreichend Ballaststoffe? Eine vielseitige, abwechslungsreiche, vorwiegend aus Gemüse und Obst bestehende Ernährung sorgt für einen hohen Ballaststoffanteil. Je bunter die Mischung, desto effektiver ist die Wirkung der unterschiedlichen Ballaststoffe.

Haben Sie sich bisher eher ballaststoffarm ernährt, sollte der Wechsel zu einer ballaststoffreichen Kost langsam geschehen, damit der Darm und die ihn besiedelnden Mikroorganismen Zeit haben, sich daran zu gewöhnen. Ballaststoffreiche Lebensmittel sind Vollkornprodukte, Gemüse, Kartoffeln, Hülsenfrüchte wie Linsen oder Bohnen, Salat, Keimlinge und Obst. Gemüse und Obst immer wieder roh zu verzehren, ist dabei von Vorteil. Wichtig ist eine ausreichende Flüssigkeitszufuhr, damit die unverwertbaren Nahrungsbestandteile – also die Ballaststoffe – problemlos aus dem Darm befördert werden können. Anfängliche »Nebenwirkungen« der neuen Ernährung wie etwa Blähungen sind so rasch wieder verschwunden.

In der folgenden Tabelle finden Sie Lebensmittel, die 9 g und mehr Ballaststoffe in 100 g Lebensmittel aufweisen:

100 g Lebensmittel	Ballaststoffe [g]	100 g Lebensmittel	Ballaststoffe [g]
Mehrkornbrot	5,5–9,0	Roggenvollkornbrot	6,5–9,0
Kichererbsen	9,5	Trockenobst	5,0–13,0
Erdnüsse, Linsen, Mandeln, Haferflocken	10	Weizenvollkornmehl (Type 1700)	12,9
Knäckebrot (kann angereichert sein)	13,0–24,0	Roggenvollkornmehl (Type 1806)	13,5
Erbsen (Trockenware)	16,5 g	weiße Bohnen (Trockenware)	17,0 g

Tabelle: Ballaststoffreiche Lebensmittel

100 g Weizen als ganzes Korn weisen 10,9 g Ballaststoffe auf, das daraus hergestellte Mehl (Type 405) nur noch 4,0 g. 100 g Weizenvollkornbrot haben 7,5 g Ballaststoffe, Weißbrot enthält etwas weniger als die Hälfte (3,5 g).

Gesteigert werden kann der positive Effekt von Ballaststoffen, indem man die Nahrungsmittel beim Zubereiten und beim Kauen ordentlich zerkleinert – das vergrößert die Oberfläche und die verarbeitenden Bakterien können besser arbeiten.

Bis zu 100 Billionen Bakterien in unserem Darm sorgen dafür, dass dieses Ökosystem im Gleichgewicht bleibt. Wird man älter, geht die Zahl der »guten« Bakterien zurück. Die Folge: Unsere Darmschleimhaut ist nicht mehr so gut geschützt und wird durchlässiger. Das nutzen gesundheitsschädliche Keime zur Vermehrung. Sie fördern Entzündungen und schwächen so den Körper. Diesem Trend wirkt eine ballaststoffreiche Nahrung entgegen. Nützliche Bakterien helfen, das Gleichgewicht wiederherzustellen – der Darm bleibt »jung«.

Gesunde Fette

Bestimmte Vitamine können vom Körper nur in Verbindung mit Fett aufgenommen werden, etwa die Vitamine A, D und E. Auch einige essenzielle Fettsäuren braucht der Körper – achten muss man allerdings darauf, dass es gute und nicht schlechte Fette und Fettsäuren sind.

Fettsucht wird oft auf eine erhöhte Fettzufuhr zurückgeführt. Das stimmt dann, wenn man viele Lebensmittel isst, die gesättigte Fettsäuren enthalten. Ungesättigte Fettsäuren dagegen sind wichtig und nur marginal für die Fetteinlagerung verantwortlich.

Wichtig zu wissen ist: »Ungesättigte «Fettsäuren sind gesund, da sie den Cholesterinspiegel senken und gegen Entzündungsprozesse wirken. »Gesättigte« Fettsäuren sind ungesund, weil sie das Cholesterin im Blut vermehren.

Gesättigte und ungesättigte Fettsäuren

Gesättigte Fettsäuren sind hauptsächlich in tierischen Fetten enthalten wie in Butter, Sahne, Käse, Schmalz, Talg, Speck, Fleisch, Wurst und anderen Fleischerzeugnisse, vielen Süßwaren (Milchschokolade z. B. enthält sehr viel Fett), Knabberartikeln und Fertigprodukten.

Wichtig für die Gesundheit sind ungesättigte Fettsäuren und besonders einfach ungesättigte Fettsäuren in Kombination mit mehrfach ungesättigten Fettsäuren. Olivenöl ist ein besonders gutes Beispiel: Es besteht zu 78 Prozent aus einfach ungesättigten Fettsäuren, vor allem der Ölsäure, und zu 12 Prozent aus mehrfach ungesättigten Fettsäuren. Der Anteil von 10 Prozent gesättigten Fettsäuren ist damit sehr gering.

Ungesättigte Fettsäuren aus fettreichen Meeresfischen wie Makrele, Hering und Lachs sind besonders wertvoll: Sie haben positiven Einfluss auf die Triglyzeride (Neutralfette), den Blutdruck, die Fließeigenschaften des Blutes und den Herzrhythmus.

Bei den lebensnotwendigen(essenziellen)Fettsäuren handelt sich generell um ungesättigte Fettsäuren. Dazu gehören die Omega-3-Fettsäuren Alpha-Linolensäure, Eicosapentaen- (EPA) und Decosahexaensäure (DHA) sowie die Omega-6-Fettsäuren Linol- und Arachidonsäure. Sie alle sind wichtige Bausteine der Zellmembranen (s. Anhang, Lexikon: Membranen) und Ausgangssubstanzen für verschiedene Gewebshormone, die wir für lebensnotwendige Abläufe in den Körperzellen brauchen. Da beide Fettsäuretypen hierbei jeweils eigenständige Rollen spielen, sind sie nicht gegeneinander austauschbar.

Alpha-Linolensäure ist am meisten in Leinöl enthalten, Walnuss-, Raps-, Soja- sowie Weizenkeimöl sind aber auch eine gute Quelle.

EPA und DHA finden sich in großer Menge in Fischöl. Diese beiden Omega-3-Fettsäuren wirken im Körper um das Dreifache besser als Alpha-Linolensäure.

Omega-3-Fettsäuren gelten außerdem als hervorragende Anti-Aging-Substanz.

Der Optimalbedarf an wertvollen Fettsäuren

Von den Omega-3-Fettsäuren EPA und DHA brauchen wir etwa 350 bis 400 mg pro Tag, von der Alpha-Linolensäure 1 g pro Tag – Mengen, die in etwa 100 bis 150 g Fisch enthalten sind. Unser durchschnittlicher Fischkonsum pro Tag liegt jedoch nur bei etwa 20 g. Da unser Körper EPA und DHA zum Teil aus Alpha-Linolensäure bilden kann, sollten wir darauf achten, neben Omega-3-Fettsäuren immer wieder zu Ölen wie Lein-, Hanf-, Raps-, Walnuss- und Sojaöl zu greifen, die viel Alpha-Linolensäure enthalten. Geringe Mengen an Omega-3-Fettsäuren finden sich auch in Walnüssen, Leinsamen, Algen und daraus hergestelltem Algenöl, Soja-Produkten, grünem Blattgemüse, Gemüse und in extra gekennzeichneten Margarinen.

Ein Tipp für Fleischesser: Werden Rinder in Weidehaltung mit ausreichend Zugang zu Grünfutter gehalten – also artgemäße biologische Tierhaltung –, kann sich das positiv auf den Gehalt von Omega-3-Fettsäuren auswirken. Gleichzeitig ist das Verhältnis von Omega-6- zu Omega-3-Fettsäuren niedrig, der Gesamtfettgehalt ist gering und der Anteil an mehrfach ungesättigten Fettsäuren hoch.

Der Grund dafür liegt am Weidegras, dessen Fettanteil

zu zwei Dritteln aus langkettigen Omega-3-Fettsäuren besteht, die in Futtermais oder Sojamehl nur in geringen Mengen zu finden sind. Somit bewirkt artgerechte Tierhaltung, bei allen (vorwiegend) pflanzenfressenden Nutztieren gesünderes Fleisch, gesündere Eier und gesündere Milch.

Die Verbraucherzentrale warnt allerdings vor einer Überdosierung, denn die kann zu Nebenwirkungen wie plötzlichen Blutungen oder verlängerten Blutgerinnungszeiten führen. Will man zusätzlich Omega-3-Präparate einnehmen, sollte man das vorher mit seinem Arzt besprechen.

Welche Lebensmittel enthalten die wertvollsten Fettsäuren?

Hohe Gehalte von über 1 g der speziellen Omega-3-Fettsäuren pro 100 g Fisch enthalten Makrele, Hering, Thunfisch, Heilbutt, Lachs und Aal. Aber man findet sie auch in Dorsch, Schellfisch, Scholle, Sardine, Barbe, Rot- und Goldbarsch sowie in den Kaltwasserfischen wie Forelle, Renke und Hecht.

Wer viel Fisch isst, senkt sein Herzinfarktrisiko um 50 Prozent. Hatte man bereits einen Infarkt, ist die Gefahr eines zweiten um 30 Prozent geringer. Trotz möglicher Bedenken wegen des Cholesteringehalts sollte Fisch deshalb ein- bis zweimal wöchentlich auf dem Speiseplan stehen. Tiefgefrorener oder geräucherter Fisch ist ebenso wertvoll wie frischer Fisch.

Kleiner Haken: Nur artgerecht aufgezogener Zuchtfisch ist gesund. Überfetteter Zuchtlachs enthält zwar absolut gesehen mehr Omega-3-Fettsäuren je Kilogramm als seine wildlebenden Verwandten, doch das gesunde Verhältnis von Omega-3- zu den anderen Fettsäuren stimmt nicht. Schuld daran sind die nicht artgerechte Haltung, die Ernährung und die hohen Gaben von Antibiotika bei Zuchtlachsen.

Fazit: Nur selten Fleisch und Wurst zu essen, und beim

Kochen und Braten Raps- und Olivenöl zu verwenden, sind zwei wichtige Faktoren, um das Risiko für Herz-Kreislauf-Erkrankungen zu verringern. Diese Ernährungsform muss man jedoch länger als zwei Jahre beibehalten, nur dann wirkt sie.

Tipps für bleibende Zähne

Nicht nur der Zahn der Zeit nagt an den Zähnen, Karies macht uns oft das Leben schwer. Einige Tipps können helfen, unseren Kauapparat so lang wie möglich gesund zu erhalten:

- Rohe Möhren zu knabbern, Vollkornbrot und Äpfel zu essen, massiert das Zahnfleisch und stabilisiert die Knochensubstanz sowie den Zahnhalteapparat. Außerdem reiben die Pflanzenfasern auf den Zahnflächen und reinigen sie.
- Zahnpflegekaugummis mit Xylit helfen untertags, wenn man sich die Zähne nicht putzen kann. Man erhält sie in Apotheken, aber auch im Supermarkt und beim Discounter. Aber Vorsicht vor unnötigen Zusatzstoffen!
- Besser Äpfel anstelle von Apfelmus essen, denn Kauen lässt Speichel fließen, der die aggressiven Fruchtsäuren aus dem Obst neutralisiert.
- Käse hinterlässt einen klebrigen, hartnäckigen Belag aus Eiweiß und Fett auf den Zähnen, der die Säuren aus dem Essen vom Zahnschmelz fernhält.
- Fluorid macht Zähne widerstandsfähiger gegen Säuren, da es die Remineralisierung fördert. Wer zu Speisesalz mit Fluorid, grünem und schwarzem Tee greift, ist gut damit versorgt.
- Säurehaltiges wie Obst, Limonaden oder Saft greift den Zahnschmelz an. Um zu verhindern, dass die Zähne ge-

schädigt werden, sollte man sie frühestens eine halbe Stunde nach dem Verzehr derselben putzen. Damit wird verhindert, dass die Borsten den angegriffenen Zahnschmelz schädigen.
- Zucker ersetzt man am besten durch gesunde süße Alternativen (s. Kapitel IX. 1: Diabetes Typ 2).

Wenn man älter wird, nimmt die Geschmacksempfindlichkeit häufig ab. Man kann sie durch folgende Maßnahmen verbessern: Etwa alle 8 bis 10 Tage die Zunge mit Zitrone oder einem Spachtel, der Zahnbürste oder einem rauen Waschlappen abwischen/abbürsten. Man entfernt damit abgestoßene Schleimhautteilchen von der Zunge. Danach empfindet man die Geschmacksunterschiede wieder intensiver und kann das Essen wieder besser genießen.

Welche Nahrungsmittel sind besonders hilfreich gegen Altersbeschwerden – vor allem, wenn man gesund bleiben will?

Wenn wir älter werden, verändern sich unser Körper und all seine Funktionen. Mit der Anpassung unseres Speiseplans können wir ihm und uns helfen, besser mit den Veränderungen zurechtzukommen. Strikte Verbote sind nur selten nötig.

1. Viel Gemüse und Obst

Je älter man wird, desto mehr Vitamine, Mineralstoffe und sekundäre Pflanzenstoffe braucht man. Deshalb ist ausreichender Gemüsekonsum besonders wichtig. Die enthaltenen Nährstoffe schützen die Zellen, unterstützen das Immunsystem und hemmen Entzündungen. Nahrungsergänzungsmittel sollten nur in Ausnahmefällen zum Einsatz kommen.

So klappt es am besten:

- Zumindest eine Mahlzeit pro Tag sollte warm sein. Verschiedene Zubereitungsarten wie Rösten, Schmoren oder Überbacken machen Gemüse schmackhaft für jedermann.
- Geben Sie Paprika, Zucchini, Sellerie oder Möhren zu den Spaghetti Bolognese dazu – am besten in kleinen Würfeln oder feinen Streifen, das bringt Farbe ins Essen und erleichtert das Kauen.
- Auch Kartoffelpüree kann man verfeinern, z. B. mit Sellerie oder Fenchel.
- Schneidet man Zucchini oder Möhren mit dem Kartoffelschäler in Streifen – oder noch besser mit einem Spiralschneider –,kann man sie wie Nudeln zubereiten.
- Kirschtomaten oder Gemüsesticks eignen sich als kleiner Snack für zwischendurch. Vielleicht mit einem feinen Dip?
- Nicht ausschließlich, aber zusätzlich kann man Gemüse als Smoothie genießen. Probieren Sie auch ungewöhnliche Kombinationen, mittlerweile gibt es jede Menge Bücher zu diesem Thema.
- Im Internet finden Sie Saisonkalender für Obst und Gemüse. So wissen Sie genau, was wann frisch auf dem Markt ist und daher die meisten Vitamine beinhaltet.
- Möglichst viel Vollkorn – wenn Sie es vertragen.

Im ganzen Getreidekorn findet man wertvolle Nähr- und Ballaststoffe. Die unverdaulichen Bestandteile des Korns regen in Verbindung mit ausreichend Flüssigkeit die Verdauung an und bringen so einen trägen Darm wieder auf Trab.

So funktioniert es am besten:

- Den Morgen am besten mit einem Haferflockenmüsli beginnen. Haferflocken sind immer Vollkorn! Sie schmecken auch als Nachspeise oder im Smoothie.
- Beim Brot sollte man zu Vollkorn greifen, am besten fein gemahlen: So verträgt man es meist besser als das volle Korn.
- Vollkornnudeln können in Kombination mit einer kräftig gewürzten Soße oder überbacken mit einer feinen Käsekruste gleich besser munden. Testen Sie sich durch die verschiedenen Sorten – eine schmeckt Ihnen bestimmt! Als Einstieg hilft vielleicht eine Kombination aus Vollkorn- und herkömmlichen Nudeln.
- Um den Darm anzuregen, sind Leinsamen oder Flohsamenschalen hilfreich, allerdings nur in Kombination mit viel Flüssigkeit: Pro Teelöffel sollten es mindestens 200 Milliliter sein.
- Wenn man ballaststoffreiche Lebensmittel gut kaut und ausreichend dazu trinkt, verträgt man sie am besten.

2. Auch Eiweiß ist wichtig!

Leider nimmt im Laufe der Jahre die Muskelmasse ab – und umso stärker, je weniger wir uns bewegen. Bewegung und Krafttraining sind also auch im Alter unerlässlich, ebenso wie eine entsprechende Ernährung, damit Kraft und Mobilität erhalten bleiben.

Um genügend Eiweiß über die Nahrung zu bekommen, ist Folgendes wichtig:

- Die drei Hauptmahlzeiten sollten eiweißreich sein. Am Morgen empfiehlt es sich z. B., Haferflocken mit Magerquark und Joghurt zu frühstücken.
- Mittags eignen sich etwa Hühnerbrust oder Forellenfilet. Abends kann man Hülsenfrüchte, wie z. B. Linsen

oder Vollkornbrot mit Gouda essen. Auch Nüsse und Eier enthalten viel Eiweiß.

- Man nimmt Eiweiß am besten auf, wenn man pflanzliche und tierische Quellen gemeinsam nutzt.

Quark kann man gut durch Ricotta (Frischkäse aus Schaf- und/oder Kuhmilch) ersetzen, dessen Molkeneiweiß besonders wertvoll ist.

3. Wertvolle Fette

Selbstverständlich darf auch Fett ins Essen – aber nur das richtige!

So ist es am besten:

- Zum Anbraten sollte man nur raffinierte Oliven-, Raps- oder Sonnenblumenöle mit der Bezeichnung »high oleic« verwenden.
- Walnuss- oder Leinöl über den Salat gegeben, bieten einen gesunden Mix aus ungesättigten Fettsäuren.
- Zum Abendessen passen Brot und Butter. Streichfett aus Butter und Rapsöl ist ebenfalls ein wertvoller Brotaufstrich.
- Lebensmittel frittieren ist leider nicht sehr gesund, besser schmoren oder sanft braten. Scharf anbraten sollte man ebenfalls nicht.
- Fisch statt Fleisch, das ist gesünder.
- Beim Fernsehen lieber Nüsse knabbern anstelle von Chips oder Keksen. Am besten ist es natürlich, Magen und Darm eine Pause zu gönnen und auf Zwischendurch-Knabbereien zu verzichten.
- Finden Sie auf einer Verpackung den Ausdruck »gehärtet« im Zusammenhang mit »pflanzlichen Fetten«, sollte man die Finger davon lassen – dies kann auf die ungesunden Transfette hinweisen.

4. Weniger süß und salzig

Zucker schadet nicht nur den Zähnen. Isst man zu viel davon, riskiert man Übergewicht, Diabetes Typ II und hohe Blutfette. Wenn man einen zu hohen Blutdruck hat, kann dies an einem zu hohen Salzkonsum liegen – wenn man salzempfindlich ist.

Das ist besser:

- Anstelle von Zucker sorgen auch Erythrit und Stevia (s. Kap. IX 1 Diabetes Typ 2) – ohne Kalorien – für Süße.
- Anstelle von Süßigkeiten bietet sich das Lieblingsobst an.
- Zucker steckt auch in Lebensmitteln, in denen man ihn nicht erwartet. Tomatenketchup ist ein gutes Beispiel dafür. Aber auch Dosenfisch oder Fertiggerichte bis hin zu Gefriergemüse enthält ihn. Auf der Zutatenliste findet man ihn dann ganz vorne.
- Bevor man Salz zugibt, erst testen, ob man es wirklich braucht. Lieber Gewürze, am besten frisch, verwenden.

5. Trinken: Am besten Wasser

Wird man älter, reduziert sich das Durstgefühl. Alarmzeichen für zu wenig Flüssigkeit im Körper können Konzentrationsmangel, dauernde Müdigkeit oder Kopfweh sein. Normalerweise benötigt man einen bis eineinhalb Liter Wasser am Tag – bei Hitze und/oder Sport mehr. Bei Herz- und/oder Nierenerkrankungen besser den Arzt fragen.

Um tatsächlich die nötige Flüssigkeitsmenge zu trinken, richten Sie am besten in der Früh Ihre Trinkration für den Tag her. Auf gesüßte Getränke tunlichst verzichten. Wem Wasser zu langweilig ist, der kann es mit Zitrone, Minze, Ingwer oder Früchten geschmacklich aufbessern. Ob still oder mit Kohlensäure bleibt Ihnen überlassen.

6. Kleinere Portionen, wenn man älter wird

Mit zunehmendem Alter reagiert unser Verdauungssystem empfindlicher. Große Portionen, spätes Essen am Abend, scharfe Gewürze oder fettes Essen können dann Beschwerden verursachen.

So ist es am besten:

- Lieber selbst kochen, dann weiß man, was man isst.
- Langsam essen und ordentlich kauen, das verhindert Völlegefühl.
- Beim Essen nicht Zeitung lesen oder fernsehen, so kann man bewusst genießen und merkt eher, wenn man satt ist.
- Gewürze wie Kümmel oder Oregano machen blähende Gerichte mit Bohnen, Kohl oder Zwiebeln verträglicher.
- Auch auf Milch reagiert man möglicherweise empfindlicher, während man Käse, Quark und Butter meist problemlos verträgt.

7. Saisonal einkaufen und essen bringt nicht nur mehr Vitamine

Gemüse quasi vom Feld auf den Tisch – das bedeutet erstens kurze Transportwege und zweitens, dass es zum Zeitpunkt der Reife geerntet werden kann. So bleiben mehr Vitamine erhalten und es schmeckt frisch. Bio-Lebensmittel sind zusätzlich empfehlenswert, denn sie müssen ohne Pestizide und Gentechnik hergestellt werden.

So ist es am besten:

- Kaufen Sie deutsches Gemüse, das ist in der Regel reif geerntet.
- Gibt es in Ihrer Nähe einen Wochenmarkt, schauen Sie vorbei: Dort bieten Bauern der Region ihr vor Ort gezogenes Gemüse und Obst an.

- Seit Corona haben sich die Hauslieferungen erhöht. Das gilt auch für Bioprodukte (s. Kap. II. 9) und Obst von Streuobstwiesen: Beide kommen ohne Pestizide und Kunstdünger aus, beide erhält man ab Hof oder auf dem Markt.

8. Auf Antioxidantien achten

Unsere Nahrungsmittel auf dem Teller sollten viele Farben haben. Das bedeutet, man sollte auf eine Vielfalt an Obst und Gemüse setzen. Damit nimmt man auch Antioxidantien auf. Sie schützen vor den negativen Wirkungen von Sauerstoff, zu denen u. a. das Entstehen freier Radikale, die den Körper angreifen und im schlimmsten Fall zu Krebs führen können, gehört. Die wertvollen Antioxidantien findet man in vielen Gemüsesorten und Keimlingen, Früchten und Wildpflanzen, sowie Ölen und Fetten.

Wenn Sie noch mehr über gesunde Ernährung im Alter wissen wollen, so finden Sie das im Buch »Gesunde Ernährung ab 60« (s. Anhang, Quellen).

Abnehmen: Mit Tipps und Tricks zum Wunschgewicht!

Übergewicht fördert nicht nur die Entstehung von Bluthochdruck. Wissenschaftliche Studien zeigen, dass zu viele Kilos und die damit verbundenen Krankheiten auch vorzeitiges Altern bedeuten. Zudem stellt der Körper weniger Hormone her, wenn man älter wird. Dazu gehören z. B. die Schilddrüsenhormone, die in jüngeren Jahren den Stoffwechsel auf Trab halten und dafür sorgen, dass 15 Prozent mehr Energie verbraucht wird. Der Grundumsatz wird geringer und der Körper schrumpft, denn der Wassergehalt des Körpers nimmt ab: Männer verlieren zwischen 30 und 70 Jahren etwa drei Zentimeter, Frauen durchschnittlich fünf.

Bereits ab dem 40. Lebensjahr benötigt man ständig weniger Energie, nach dem 55. Lebensjahr nimmt der Energiebedarf sogar drastisch ab, und zwar um etwa 8 Prozent alle zehn Jahre. Die Folge: Man braucht pro Lebensjahrzehnt etwa 100 kcal weniger.

Bin ich zu dick?

Man fühlt sich dick und möchte abnehmen. Heute ist weniger die Anzeige auf der Waage das ausschlaggebende Kriterium, sondern es werden die Taille oder der Bauchumfang gemessen: Es geht nämlich um die Fettverteilung. Am gefährlichsten ist der Taillenspeck, also das Bauchfett. In diesem »Speckgürtel «werden Botenstoffe produziert, die in benachbarten Zellen chronische Entzündungen bewirken. Die mögliche Folge: Diabetes. Die Grenzwerte sind:

Frauen: ab 85 bis 90 cm Taillenumfang, Männer: ab ca. 100 cm. Ideale Werte für Frauen sind 80 cm, für Männer 90 cm. Für beide Geschlechter gilt dieser Wert unabhängig von der Körpergröße.

Auch wenn es generell schwierig ist, abzunehmen – das Erfreuliche ist, dem »Bauchfett« rückt man am leichtesten zu Leibe: 5 bis 10 Prozent weniger Körpergewicht verkleinert sein Volumen bereits um ein Drittel – und damit verringert man die entsprechenden Risiken, die damit verbunden sind.

Oft ist der Taillenspeck deutlich als Bierbauch bei Männern sichtbar – die sogenannte »Apfelform«, die gefährlicher ist als das Fett um Po und Hüften herum (»Birnenform«), zu der Frauen neigen.

Geringes Übergewicht fördert die Lebenserwartung – aber wie viel darf es sein?

Leichtes Übergewicht – Betonung auf *leicht* – scheint im Alter von Vorteil zu sein. Dies bestätigte eine kanadische Studie. Das Ergebnis war, dass Menschen mit leichtem Übergewicht ein um 17 Prozent niedrigeres Sterberisiko aufwiesen als Normalgewichtige. Dieses Risiko war dagegen bei Menschen mit Untergewicht und solchen mit krankhaftem Übergewicht erhöht.

Erklären kann man sich das noch nicht so ganz. Eine Vermutung liegt darin, dass bei den Mitgliedern der leicht übergewichtigen Gruppe Gesundheitsparameter, die im Zusammenhang mit Bluthochdruck auftreten, genauer kontrolliert und medikamentös behandelt werden. Auch eine höhere Widerstandskraft im Krankheitsfall wurde ins Kalkül gezogen. Wer nun aber denkt, dass Untergewichtige wohl gesünder seien, irrt. Ihr Risiko, früher zu sterben, liegt um stolze 73 Prozent über dem von normalgewichtigen Menschen.

Tipps und Tricks zum Abnehmen

Wer erfolgreich abnehmen will, sollte sich das Leben nicht zu schwer machen. Die folgenden und weitere Tipps zum Abnehmen finden Sie auch im Buch: A. Flemmer: »Gesunde Ernährung ab 60« (s. Anhang, Quellen):

- Wenn Sie das Gefühl haben, nicht viel zu essen und trotzdem zuzunehmen, legen Sie am besten ein Essensprotokoll an. Schreiben Sie akribisch alles auf, was Sie im Laufe des Tages verzehren – auch die kleinste Praline zwischendurch. Dann sehen Sie sich die Liste an und schreiben Sie die ungefähre Kalorienzahl dazu: Sie werden staunen, wo Sie einsparen können.
- Nicht Kalorien, sondern das Volumen der Essensmenge sättigt. Das bedeutet:

- Besser drei große anstelle von fünf kleineren Mahlzeiten zu sich nehmen.
- Gemüse sättigt am besten: Isst man z. B. Schnitzel, Obst oder Gemüse, so wird mit Letzterem die Sättigung mit nur 150 kcal erreicht, beim Schnitzel benötigt man für denselben Effekt 550 kcal.
- Lebensmittel mit geringer Energiedichte sättigen am besten. Das sind z. B. Salat, Gemüse, Obst, Filet und gekochter Schinken, Kartoffeln (gegart), Reis, Nudeln.

- Ständiges Hungern und immer kleinere Mengen zu essen bringt nicht den gewünschten Erfolg. Um abzunehmen, muss man Kalorien einsparen. Frisches Gemüse ist ideal: viele Ballaststoffe, viele lebensnotwendige Vitamine und Mineralstoffe, viel Volumen, wenig Kalorien. Ein Teller Suppe mit Gemüsestückchen (nicht püriert!) oder eine kleine Schüssel Salat vor der Hauptmahlzeit helfen satt zu werden.
- Es nützt auch nichts, sich zu kasteien und auf geliebte Snacks wie Schokolade ganz zu verzichten. Besser als gelegentlichen Genuss einbauen.
- Essen Sie vollwertige Speisen, nach Möglichkeit Vollkornbrot, Vollwertreis, Vollkornnudeln und Müsli – möglichst ohne Zucker oder Honig, natürliche Süßstoffe wie Stevia oder der Zuckeralkohol Erythrit sind besser (s. Kap. IX.1, Diabetes ...).
- Trinken kann nur kurzzeitig über Hungergefühle hinweghelfen, denn Flüssigkeiten sättigen nicht. Ein halber Liter verlässt den Magen nach 20 Minuten wieder. Trinken Sie am besten nur ungezuckerten Tee, (Mineral-) Wasser sowie Fruchtsäfte; Letztere aber nur verdünnt bzw. als Schorlen, denn Obstsäfte – so gesund sie sind – können durchaus 120 Kilokalorien pro Glas haben.
- Anderen beim Essen zusehen zu müssen, erleichtert das Vorhaben abzunehmen nicht. Wann immer möglich, solche Situationen meiden.

- Machen Sie sich eine Liste mit Dingen, die Sie sehr gerne tun. Wenn plötzlich der Appetit auf eine kalorienreiche Zwischenmahlzeit kommt, warten Sie 20 Minuten und füllen Sie diese Zeit mit Dingen, die Sie gerne machen. So lange dauert es nämlich, bis sich ein Sättigungsgefühl einstellt. Mithilfe der geliebten Tätigkeit kann man so den Hunger dämpfen.
- Die Portion, die man essen will, in der Küche auf den Teller geben – nicht mehr. Nimmt man dagegen die Töpfe mit den Speisen mit, nimmt man sich eher einen Nachschlag.
- Lagern Sie verführerische Lebensmittel wie Schokolade nicht auf dem Schreibtisch, auf dem Couchtisch oder in unmittelbarer Reichweite Ihres Lieblingssessels. Liegt sie weiter entfernt, muss man aufstehen und ein Stück gehen – und da verzichtet man wohl eher das eine oder andere Mal darauf.
- Besser kleine Teller und kleine Servierlöffel anstelle der großen Varianten verwenden. Interessantes Faktum: Sind die Teller rot gefärbt, isst man automatisch weniger – ein Überbleibsel aus der Steinzeit.
- Ein paar Kekse, etwas Cola oder zwei Scheiben Brot mehr oder weniger sind doch nicht so schlimm, denkt man. Es ist nicht viel, und man hat auch keinen Hunger, wenn man es sein lässt. Doch zwei Kekse enthalten bis zu 120 Kilokalorien oder mehr – das summiert sich! Legt man für sich drei »Gefahrenzonen« fest, die einen schwach werden lassen, kann man diese umgehen.
- Bewusst zu essen hilft, weniger zu essen. Das, was Sie essen, sollten Sie wirklich genießen und nicht einfach nur in sich hineinschlingen. Es fördert außerdem das Sättigungsempfinden.
- Zum Binden von Suppen und Saucen püriertes Gemüse oder zerquetschte Pellkartoffeln verwenden.

- Sandwiches oder Brot sollte man mit fettarmem Schinken, Tomaten-, Gurken- oder Paprikascheiben, Sprossen oder Salatblättern belegen.
- Niemals hungrig einkaufen gehen, am besten nur mit Einkaufszettel und nur das kaufen, was draufsteht.
- Wenn Sie als Beilagen Pellkartoffeln, Reis oder Nudeln zur Auswahl haben, so sättigen Kartoffeln bei der kleinsten Kalorienmenge. Kartoffelsalat ist durch die abgekühlten Kartoffeln und die enthaltene kristalline Stärke auch noch krebsvorbeugend!
- Ein kalorienreiches Frühstück kann man im Laufe des Tages nicht durch kalorienärmeres Essen ausgleichen. Da der Kaloriengehalt nicht die Nahrungsaufnahme bestimmt, ist ein kalorienarmes Frühstück besser für die Figur.
- Studien zeigten, dass Personen, die zum Abnehmen ihre Diät mit Sport kombinierten, etwa 20 Prozent mehr an Gewicht verloren und es dann auch besser halten konnten als Menschen, die nur eine Diät machten.
- Denken Sie nicht daran, was Sie alles nicht essen dürfen, sondern stellen Sie sich die Vorteile Ihres neuen Essverhaltens vor: Ich werde weniger wiegen, mich wohler in meiner Haut fühlen, ich werde wieder in meine Lieblingshose passen, mein Blutdruck wird sinken.
- Es gibt viele köstliche Gemüsesorten, die man probieren kann. Haben Sie schon mal Petersilienwurzel, Topinambur oder Teltower Rübchen gekostet? Brokkoli, Möhren, Blumenkohl, Porree, Mangold, Kürbis, Paprika oder Fenchelgemüse (das schmeckt besser als Fencheltee!)? Lassen Sie sich überraschen und probieren Sie neue Rezepte aus – das Internet ist voll davon!
- Zu wenig Zeit zum Kochen? Viele Gemüsesorten kann man roh essen (Paprika, Möhren, Kohlrabi ...) und Obst sowieso: Das erspart einem die Zubereitung.

Das Abendessen weglassen, um schlank zu werden oder zu bleiben?

Auf das Abendessen zu verzichten, soll die nächtliche Hormonproduktion anregen, und zwar besonders von Somatotropin und Melatonin. Diese beiden Hormone sind wichtig für den biologischen Alterungsprozess: Das Wachstumshormon Somatotropin, auch HGH (human growth hormone) genannt, baut Muskeln auf und Fett ab, verbessert die Gedächtnisleistung, unterstützt die Immunabwehr, ist für die Straffheit von Bindegewebe und Haut mitverantwortlich und sorgt für einen tiefen Schlaf. Tagsüber wird nur wenig davon produziert, in der Nacht dagegen arbeitet es auf Hochtouren.

Nach Mitternacht legt Melatonin los, denn dann ist die Körpertemperatur am niedrigsten, die Zellteilung hat sich verlangsamt, unser Körper ist auf Sparflamme geschaltet und das Hormon kann seiner wichtigsten Tätigkeit nachgehen: den Schlaf-Wach-Rhythmus zu regeln.

Es ist eine verlockende Aussicht: Mit dem Weglassen des Abendessens und dem Sparen von Kalorien kann man es Methusalem gleichtun und ein hohes Alter erreichen. Wer nicht auf das traute Abendessen mit Familie verzichten will, kann einen Kompromiss schließen: Zumindest zweimal pro Woche ohne Essen ins Bett zu gehen, ist ein wichtiger, großer Schritt in Richtung 100. Geburtstag!

Therapeutisches Fasten

Ein Ansatz zur Verbesserung vor allem des körperlichen Zustandes bei Krankheiten und Beschwerden wie Arthrose oder Burnout ist therapeutisches Fasten nach Buchinger. Es sollte jedoch nur nach Absprache mit dem Arzt und am besten in einer speziellen Klinik durchgeführt werden. Dort kann man bei Problemen rasch und professionell eingreifen.

Durch den Verzicht auf feste Nahrung werden körpereigene Reparaturmechanismen verstärkt aktiviert, entzündliche Prozesse im Körper klingen ab und die Eiweiß- und Fettverarbeitung funktioniert besser – all das hat deutliche Auswirkungen auf das körperliche Wohlbefinden, aber auch auf den Geist und die Seele.

Nach einer gründlichen Darmreinigung mit Glauber- oder Bittersalz beginnt der Körper, die gespeicherten Kohlenhydrate abzubauen. Das dauert etwa einen Tag, dann greift er auf die vorhandenen Fettreserven zurück. Davon gibt es meist ausreichend, um einige Tage oder sogar Wochen ohne feste Nahrung auszukommen.

Da in den ersten Tagen der Blutzuckerspiegel sinkt, fällt auch der Blutdruck. Deshalb sollten, wenn möglich, in dieser Zeit keine Medikamente eingenommen werden.

Begleitend ist Bewegung wichtig – sowohl Ausdauer- als auch Krafttraining. Letzteres ist besonders wichtig, um den Muskelabbau zu verhindern, der durch den Stoffwechselabbau oft verstärkt wird.

Schon unsere steinzeitlichen Vorfahren mussten oft tagelang ohne Nahrung auskommen – heute wissen wir, dass sich gelegentliches oder regelmäßiges Fasten positiv auf unsere Lebenserwartung auswirkt. Dabei hilft der Verzicht auf tierische Produkte am meisten:

Fleisch enthält viel Eiweiß. Einige seiner Bausteine sind sogenannte essenzielle Aminosäuren, also lebensnotwendige Eiweißbausteine. Diese nimmt unser Körper mit der Nahrung auf, die nicht essenziellen bildet er selbst. Eiweiß setzt Bau- und Wachstumsvorgänge in Gang. Dabei befeuern sie ein Enzym (s. Anhang, Lexikon), das man »mTOR« nennt. Je aktiver es ist, desto mehr werden Wachstumsprozesse befeuert, leider aber auch die der Krebszellen. Dieser Vorgang wird durch essenzielle Aminosäuren aus tierischen Produkten verstärkt, während man eine derartige Reaktion von pflanzlicher Nahrung nicht kennt. »Fleisch dreht an der Lebensuhr schneller als Gemüse«, hieß es deshalb in Leschs

Kosmos (s. Quellen: »Wie sich die Lebensuhr manipulieren lässt«).

Wissenschaftlich kann man die Lebensverlängerung durch Nahrungsverzicht so erklären: Bei Nahrungsentzug beginnen die Zellen mit einer Art Selbstreinigung. Um genügend Energie zu bekommen, verdauen sie »Abfälle« aus dem Stoffwechsel. Diese Entgiftung, die die Zellen länger vor dem Zelltod bewahrt, nennt man Autophagie.

Intervallfasten

»Intervallfasten« bedeutet: 16 Stunden lang nichts essen, in den verbleibenden 8 Stunden zwei Mahlzeiten. Dadurch kann der Darm zur Ruhe kommen. Im verlängerten Nachtfasten baut der Körper Fett ab – wir nehmen ab.

Wenn man selbst nicht mehr kochen will – Fertigkost & Co.

Selbst zu kochen ist das Gesündeste, denn dann weiß man, was im Essen ist. Doch wenn man älter wird, hat man nicht immer Lust oder Zeit zum Kochen. Aber wie gesund sind Fertiggerichte oder »Convenience-Produkte«?

Rund 20 kg Fertigprodukte essen die Deutschen durchschnittlich pro Person und Jahr. Fertigkost ist küchen- oder verzehrfertig hergestellt und muss nur noch kurz erwärmt oder gekocht werden. Das Problem: Fertigmenüs sind oft sehr lange haltbar, und um sie in wenigen Minuten fertig auf dem Tisch zu haben, werden ihnen diverse Stoffe zugesetzt, die rasches Verderben verhindern sollen. Aber es gibt durchaus Fertiggerichte, auch aus dem Supermarkt, die man unbeschwert genießen kann.

Oft genug handelt es sich bei »Convenience«-Produkten allerdings um richtiggehende Chemikaliencocktails. Der Nährwert bleibt dabei auf der Strecke. Künstliche Aromen (mehr als 7.000 Geschmackssorten stehen Food-Ingenieuren zur Verfügung) müssen helfen, damit das Essen schmeckt – und vor allem immer gleich schmeckt, zugeschnitten auf den Geschmack des Durchschnittsverbrauchers.

Der Geschmack aus der Retorte ist für die Lebensmittelindustrie eine Schlüsselzutat. Ausgewählte Aromastoffe machen Markenprodukte für den Verbraucher unverwechselbar – schließlich soll er das Produkt am Geruch und Geschmack wiedererkennen und es wieder kaufen.

Die Bestandteile schneller Fertigsuppen aus der Tüte, wie z. B. eine Gemüsesuppe, werden zerkleinert, gegart und getrocknet – dem Vitamingehalt bekommt das kaum. Der ist aber gelegentlich sogar Teil des Werbeslogans. Allerdings wurden die sechs werbewirksamen Vitamine extra zugesetzt – die Trockensuppe als Multivitaminpräparat?

Warum Zusatzstoffe?

Zusatzstoffe haben im Allgemeinen für die Verbraucher keine Vorteile – für die Hersteller schon. Konservierungsstoffe machen die Produkte länger halt- und damit verkaufbar, die die Produktion wird billiger, Lagerung sowie Transport einfacher. Das Lebensmittel- und Bedarfsgegenständegesetz stellt eindeutig fest, dass Zusatzstoffe untergemischt werden, um technologische Wirkungen wie Konservieren, Färben oder Eindicken zu erzielen. Und dafür braucht man eben Süßstoffe, Farbstoffe oder Stabilisatoren.

Weitere technische Hilfsstoffe sind etwa Klär- und Filtrierhilfsmittel, Antiklumpmittel, Formtrennmittel, Schälmittel, Schaumbremser oder Entfärber.

Lesen Sie also bitte unbedingt die Zutatenliste eines Fertiggerichts. Damit können Sie problematische Zusatzstoffe sofort erkennen und auf das Lebensmittel verzichten. Aber selbst wenn Sie keine »dubiosen« Zusatzstoffe in der Liste finden, können Stoffe im Produkt enthalten sein, die nicht deklarationspflichtig sind.

Gibt es harmlose Zusatzstoffe, und wie steht es mit Bio-Lebensmitteln?

Etwa 160 Substanzen mit E-Nummern gelten als harmlos. Für den Verbraucher ist es allerdings beim Einkauf schwierig, diese zu erkennen. Ein praktischer Führer der Verbraucherzentrale kann bei der Identifikation helfen (»Was bedeuten die E-Nummern?«, s. Verbraucherzentrale Hamburg). Auch im Internet können Sie jeden Zusatzstoff nachsehen (www.zusatzstoffe-online.de). Beide Quellen listen auch jene auf, die für Bio-Lebensmittel zugelassen sind. 48 E-Nummern sind laut »Bio-Verordnung« in Europa zugelassen – weniger als 1/6 der für konventionelle Lebensmittel erlaubten. Was darf nicht in Bio-Lebensmittel? Farbstoffe, Süßstoffe, Stabilisatoren und Geschmacksverstärker, künstliche und naturidentische Aromastoffe. Und natürlich gilt das Gentechnikverbot auch für Zusatzstoffe.

In der Regel sind die Zusatzstoffe, die für Bio-Lebensmittel verwendet werden dürfen, entweder als unbedenklich eingestuft oder sie sind natürlichen Ursprungs, d. h. man findet sie auch in naturbelassenen Lebensmitteln oder sogar in unserer Atemluft: Sauerstoff (E 948), Kohlendioxid (E 290) und Stickstoff (E 941) gelten als Zusatzstoffe mit E-Nummern.

Selbstverständlich können auch natürliche Substanzen Allergien auslösen. Deshalb werden sie bei Produkten aus dem Naturkostladen und zum Teil bei Biowaren im Supermarkt oder anderen Anbietern aufgeführt.

Rund die Hälfte aller Zusatzstoffe in Lebensmitteln ist unbedenklich, aber auch überflüssig. Wer qualitativ hochwertige Lebensmittel essen will, der verzichtet besser auf Fertiggerichte mit Geschmacksverstärkern, die sich nicht selten hinter Bezeichnungen wie »Würze«, »Hefeextrakt« oder »Sojahydrolysat« verstecken.

Sie sollten generell überlegen, ob Sie Lebensmittel kaufen, die ihre Zusatzstoffe hinter E-Nummern »verstecken«, wenn es auch Produkte gibt, die auf diese Praxis gänzlich verzichten. Dass uns aber selbst die Namen mitunter unbekannt sind, ist wieder ein anderes Kapitel. Wer weiß schon wirklich, was Ascorbinsäure, Carrageen oder EDTA eigentlich ist?

Überraschung! Es geht auch ohne Zusatzstoffe!

Die Marke »Frosta« ist Marktführer für Tiefkühlkomplettgerichte in Deutschland und kommt bei ihren Fertiggerichten vollständig ohne Zusatzstoffe und Gentechnik aus. Dabei geht die Firma sogar noch weiter als manche Bioproduzenten: Die sogenannten »natürlichen Aromen«, die nicht von der ursprünglichen Frucht oder dem Gemüse stammen, lehnt die Firma ab. Erdbeeraroma aus Sägespänen gibt es von Frosta also nicht. Nach Meinung der firmeneigenen Fachleute macht Tiefkühlung Zusatzstoffe überflüssig. Geschmack und Aussehen der Rohwaren werden dadurch auf natürliche Weise bewahrt. Ein weiterer Vorteil für den Verbraucher: Sämtliche Inhaltsstoffe werden zu 100 Prozent auf der Verpackung deklariert – mehr als der Gesetzgeber fordert.

Welche Inhaltsstoffe in Fertiggerichten sind noch problematisch?

Das Problem bei Fertigprodukten ist oft das Fett. Meist sind viel größere Mengen enthalten, als man denkt, und zumeist sind es gehärtete pflanzliche Fette. Dies vor allem, wenn es um Pulverisiertes geht wie Suppen, Soßen oder Kuchenmischungen. Der Vorteil dieser Fette ist, dass sie nicht so schnell ranzig werden. Gesundheitsfördernd sind sie jedoch nicht.

Problematisch ist auch der Zuckerzusatz: So viel davon finden Sie (ein Zuckerwürfel entspricht etwa 3 Gramm Zucker) in:

- Tiefkühlpizza mit Salami (400 g): 6–8 Zuckerwürfel (18–24 g Zucker)
- Kartoffelsalat aus dem Kühlregal (etwa 400 g): 9 Zuckerwürfel (27 g Zucker)
- Rotkohl aus dem Glas (700 g): 25 Zuckerwürfel (75 g Zucker)!
- Fitness-Müsli (etwa 400 g): 40 Zuckerwürfel – mit ca. 120 g Zucker gar nicht gesund!
- Früchtejoghurt (200 g): 8 Zuckerwürfel, also 24 g
- Cornflakes (100 g): 12 Zuckerwürfel, also 36 g

In vielen Lebensmittel ist allerdings nicht nur Zucker enthalten, sondern auch Glukosesirup, Fruktose etc. All diese »Süßstoffe« müssen Sie zusammenrechnen, wenn Sie genau wissen wollen, wie viel Zucker Sie zu sich nehmen.

Waren Sie auch immer wieder überrascht, dass das Fertiggericht, das da auf Ihrem Teller liegt, nicht so ausschaut wie das auf der Verpackung? Werbung ist eben nicht alles …

Welche sind die gesündesten Fertiggerichte?

Greifen Sie öfter zu Tiefkühlgemüse oder frieren Sie selbst Obst und Gemüse ein? Wunderbar, denn das ist die schonendste Konservierungsmethode überhaupt. Und da Spinat,

Erbsen, Heidelbeeren und Co. direkt nach der Ernte schockgefroren werden, erhalten sich nahezu alle Vitamine – im Gegensatz zu Obst und Gemüse, das schon einige Tage im Laden gelegen hat, bevor es auf dem Teller landet. Der Vitamingehalt ist da vermutlich nicht mehr sehr hoch.

Es gibt auch Bio-Tiefgefrorenes in Supermärkten und bei manchen Discountern. Verschiedenste Gemüse- und Obstsorten, Tiefkühl-Pizzen, Tiefkühl-Pommes und Eis in allen möglichen Geschmacksrichtungen kommen in Bio-Qualität ohne Geschmacksverstärker, künstliche Aromen, Farb- und Konservierungsstoffe aus.

Lieferdienste

Mittlerweile gibt es zahlreiche Lebensmittel-Lieferdienste, man muss also nicht in den Supermarkt fahren. Selbstverständlich gibt es auch Lieferanten, die Bio-Lebensmittel liefen, z. B. www.bringmirbio.de und www.Amorebio.de.

Auch Frosta in Deutschland oder bofrost in Österreich liefert nach Hause: Unter www.frostashop.de/ und https://www.bofrost.at können Sie das Angebot einsehen.

Vegan oder vegetarisch – wirklich besser, wenn man älter wird?

Sich vegan oder vegetarisch zu ernähren, liegt im Trend. Vegan ist richtiggehend zur Modeerscheinung geworden. Aber was bedeutet das genau?

Was versteht man unter vegan? Vegan zu leben bedeutet, dass man auf sämtliche tierische Produkte verzichtet (also auch kein Leder verwendet). Menschen, die sich vegan ernähren, haben Milch und Milchprodukte, Eier, Honig, Fleisch, Meeresfrüchte und Fisch von ihrem Speiseplan gestrichen.

Diese Ernährungsform enthält beispielsweise kein Cholesterin, weniger Fett, weniger gesättigte Fettsäuren und Kalorien als vegetarische Ernährung.

Gegner und Befürworter von veganem Essen

»Das kann aber nicht aufregend schmecken, nur Gemüse und sonst nicht viel!«, denken Sie vielleicht. Doch es macht einen eklatanten Unterschied, ob man veganes Essen in einem Lokal serviert bekommt, das nicht darauf spezialisiert ist, oder von einem Koch oder einer Köchin, die weiß, was man alles an Geschmack aus Gemüse holen kann.

Lassen Sie sich also nicht verunsichern und wagen Sie zumindest einen zweiten Versuch, wenn der erste nicht befriedigend war! Veganes Essen schmeckt hervorragend und ist ausgesprochen vielseitig – und wenn Sie selbst kochen, suchen Sie im Internet nach Rezepten, es ist voll davon!

Warum isst man vegan?

- Zum Veganer wird man meist aus ethischen Gründen, die sich auf Tierschutz, Tierrechte und Tierwohl beziehen, um die Umwelt zu schützen oder aus gesundheitlichen Gründen.
- Nachhaltigkeit ist ein wichtiger Faktor beim Lebensmitteleinkauf – laut einer Umfrage von Veganz aus dem Jahr 2019[7] ist es für 86 Prozent der befragten Veganer wichtig. Bei Nicht-Veganern waren es immerhin 72 Prozent.
- Das zeigt sich auch in der Wahl der Einkaufsstätten: Drei Viertel der veganen Teilnehmer kaufen im Biomarkt ein, bei den anderen ist es nur die Hälfte.

- Für viele Veganer ist vegane Ernährung nicht genug, sie verzichten grundsätzlich in allen ihren Lebensbereichen auf sämtliche tierische Produkte. Und nachdem auch Insekten Tiere sind, landen diese ebenfalls nicht auf dem Teller eines Veganers.
- Veganer kochen am liebsten selbst – 46,3 Prozent täglich, 26,2 Prozent mindestens fünfmal pro Woche. Ihnen sind Geschmack und gesundes Essen besonders wichtig. Was sagen Mediziner zu veganer Ernährung?

Inzwischen ernähren sich immer mehr – speziell junge – Menschen vegan. Aber ist veganes Essen tatsächlich gesund? Was sagen Ärzte dazu? Wissen Veganer über die möglichen Risiken des Nährstoffmangels Bescheid?

Veganer sind nach Meinung der Experten heute ziemlich gut über die Risiken von einseitiger Ernährung informiert. »Die meisten Veganer wissen inzwischen, dass man auf die Zufuhr bestimmter wichtiger Nährstoffe wie Vitamin B12 und Kalzium besonders achten sollte«, meint der Ernährungswissenschaftler Markus Keller.[8] Und da Vitamin B12 nur in tierischen Lebensmitteln vorkommt, nehmen Veganer fast ausnahmslos zusätzlich Vitamin-B_{12}-Präparate ein. Doch ist die richtige Dosierung heikel und das konsequente Einnehmen wichtig. Dass vegane Ernährung viele positive Auswirkungen auf die Gesundheit hat, ist mittlerweile durch viele Studien bewiesen.

Es gibt leider keine genauen Zahlen wie viele Veganer es tatsächlich gibt. Laut der deutschen »Ärzte-Zeitung« ist die Zahl der Vegetarier in Deutschland auf sieben Millionen und die Zahl der Veganer auf 900.000 angewachsen. In Österreich schätzt man, dass sich rund 6 Prozent der Bevölkerung vegetarisch oder vegan ernähren, weitere 15 Prozent zumindest zeitweise (»Flexitarier«).

Wenn man älter wird: Ist vegan oder vegetarisch gesund?

Ist man gesund, so spricht nichts gegen eine vegetarische oder vegane Ernährung. Voraussetzung dafür ist allerdings, dass die Lebensmittelauswahl und -kombination stimmt. Wichtig ist die ausreichende Zufuhr von Kalzium, um die Festigkeit der Knochen zu erhalten. Außerdem sollte man sich oft im Freien aufhalten, damit der Körper genügend Vitamin D bilden kann, denn Vegetarier und Veganer sind damit über die Nahrung nicht ausreichend versorgt.

Wer auf vegetarische oder vegane Ernährung umsteigt, sollte das langsam tun. Besonders ältere Menschen können sich am Anfang schwertun, da Gemüse und Obst, Getreideprodukte, Hülsenfrüchte, Nüsse sowie Samen einen hohen Ballaststoffanteil haben und gut gekaut werden müssen, damit keine Verdauungsprobleme auftreten. Trotzdem sollte man es versuchen – man tut nicht nur seiner Gesundheit, sondern auch der Umwelt etwas Gutes. Denn welche Auswirkungen die Fleischproduktion hat, wissen wir mittlerweile alle.

Lecker essen wie im Urlaub, um jung zu bleiben – die mediterrane Küche

Als man 1948 eine Studie im Auftrag der griechischen Regierung durchführte, um Entwicklungshilfemaßnahmen auf der Insel Kreta durchzuführen, erlebte man eine Überraschung: Die Kreter hatten eine sehr hohe Lebenserwartung – sogar die höchste in Europa – und litten kaum unter Erkrankungen der Herzkranzgefäße.

Ihre Ernährungsgewohnheiten wurden genauer untersucht, da man diese als Ursache ihrer langen Lebenserwartung vermutete. Der Speiseplan der Kreter:

- Vor allem Getreide, meist in Form von Brot
- Viel Gemüse, Obst, Kartoffeln und Nüsse

- Das – selten auf dem Speiseplan stehende – Fleisch stammte zum Zeitpunkt der Untersuchung von Schafen, Ziegen und Hühnern – nicht aus Massentierhaltung!
- Fast täglich Fisch – wie bei Küstenbewohnern üblich
- Als Fett vor allem Olivenöl
- Nur 12 Prozent der Kalorien stammt aus Eiweißprodukten, der Rest sind Kohlenhydrate aus Getreide, Gemüse und Früchten.

Als man 30 Jahre lang 7 Länder (ehemaliges Jugoslawien, die Niederlande, Finnland, die USA, Japan, Italien und Griechenland) hinsichtlich ihres Ernährungsverhaltens untersuchte, kam man fast zu demselben Ergebnis: Die Ernährungsweise in Griechenland und Süditalien erhöht die Lebenserwartung.

Heute kennt man diese Kost als Mittelmeerdiät – oder besser -ernährung. Sie umfasst die Hauptnahrungsmittel der Kreter, dazu noch Knoblauch, frische Kräuter (Basilikum, Oregano, Salbei, Thymian und viele andere) sowie Hülsenfrüchte.

Das sind genau jene Lebensmittel, in denen man sehr viele sekundäre Pflanzenstoffe und andere bioaktive Wirkstoffe findet. Rotes Fleisch, also Rind, Schwein, Lamm oder Wild, Wurst oder fetter Schinken, wurde zur Zeit der Untersuchung auf Kreta und in anderen Mittelmeerländern sehr selten gegessen. Wenig Eier, Zucker und Süßigkeiten zeichnen diese Ernährung ebenso aus wie ein geringer Anteil an Joghurt, fettarmer Milch, Käse, Butter und Sahne. Mit anderen Worten: Die Mittelmeeranrainer bevorzugen ungesättigte Fettsäuren. Exzessiver Alkoholkonsum kommt selten vor, mehr als ein Glas Wein (Frauen besser ein halbes) wird meist nicht getrunken, ganz nach dem Motto: »In der Beschränkung zeigt sich der Meister«.

Selbstverständlich unterstützt diese Ernährung ein gesünderes, längeres Leben als Fertiggerichte, Tütensuppen und Gemüse aus der Dose. Dazu kommt, dass die Mittelmeerkost leicht umzusetzen ist und nichts mit Entbehrung oder Kasteiung zu tun hat. Zutaten und Zubereitung gehen nicht in Richtung der oft deftigen, kalorienreichen Gerichte aus Mitteleuropa, man bevorzugt eine leichtere, kalorienärmere Küche.

Wichtig ist die frische Zubereitung. Man kocht täglich wenigstens einmal und immer mit Gemüse und Salat. Dazu kommen noch Vollkornbrot, Obst und Naturjoghurt. Damit hat man schon nahezu alle lebenswichtigen und verjüngenden Lebensmittelinhaltsstoffe zu sich genommen. Fertigkost in die Mikrowelle schieben, gehört nicht dazu. Um sich derart gesund zu ernähren, muss man nicht reich sein.

Wir haben ein riesiges Angebot an preisgünstigem Obst und Gemüse zur Verfügung, wir müssen es nur einkaufen und verarbeiten. Dazu brauchen wir Zeit und an der mangelt es uns oft. Dennoch: Wenn man lange gesund leben will, muss man regelmäßig und bewusst frische, hochwertige Produkte einkaufen. So bekommen wir gesundes Essen ohne Chemie, mit sekundären Pflanzenstoffen, Vitaminen und Mineralstoffen. Isst man dann noch gemeinsam, bereitet dies viel Spaß! Zusammenhalt und Lebensfreude gehören auch zur mediterranen Küche!

Die Studie brachte ein weiteres überraschendes Ergebnis: ein deutlich verringertes Brustkrebsrisiko bei Frauen nach den Wechseljahren, wenn sie sich mediterran ernähren.

Eines sollte man nicht vergessen: Mediterranes Leben bedeutet nicht nur bestimmte Lebensmittel zu essen. Auch der Lebensstil ist anders! Das Leben ist (oder war zumindest) familienbezogen. Sonne, Bewegung, Luft, Leben im Einklang mit den Tages- und Jahreszeiten ist den Südländern wichtig, es entscheidet auch über die Länge des Lebens. Mediterranes Leben bedeutet Zeit zum Essen und Genießen.

GEHEIMNIS III

KRANKHEITS-VORBEUGUNG MIT LEBENSMITTEL-INHALTSSTOFFEN

Ob man sich jünger essen kann, ist schwer zu beantworten. Tatsächlich zeigten Studien, dass die Ernährung einen großen Einfluss auf die Lebenserwartung haben kann: durch antioxidative Pflanzenstoffe, die freie Radikale (s. Anhang, Lexikon) an der Zellschädigung hindern.

Heute weiß man, dass die Ernährung eine große Rolle beim gesunden Altern spielt. Die Faktoren, die die Lebenserwartung in erster Linie senken, sind zu viel tierisches Fett und zu wenig pflanzliche Kost. Sie sind außerdem zumindest Mitverursacher zahlreicher, chronischer Wohlstandskrankheiten. Stellt man seine Ernährung um, kann man etliche Leiden verhindern, behandeln oder zumindest lindern.

Generell ist eine Ernährung wichtig, die:

- zu einem hohen Anteil aus naturbelassener pflanzlicher Kost besteht.
- weniger Fleisch und Wurst enthält, dafür mehr pflanzliches Eiweiß und Fisch. Die empfohlene Fleisch- und Wurstmenge pro Woche liegt bei 300 bis 500 g. Fettarme Fleisch- und Wurstsorten wie gekochter und geräucherter Schinken (ohne Bettrand), Putenbrust, Geflügelwurst oder Braten-Aufschnitt sind zu bevorzugen. Wenn man diese Mengen nicht oder nur geringfügig überschreitet, profitiert man von den wertvollen Inhaltsstoffen (Eisen, Vitamin B1 und *B12*), ohne seinen Körper mit zu viel Fett, Cholesterin und Purinen zu belasten. Den restlichen Energiebedarf decken Sie mit Gemüse, Obst, Getreideprodukten und Kartoffeln ab.
- Leider essen Erwachsene vom mittleren bis höheren Lebensalter Fleisch und Wurstwaren häufiger als empfohlen. Um gesund zu bleiben und seine Lebenserwartung nicht zu verringern, sollte man den Anteil nährstoffdichter Lebensmittel erhöhen. Das sind solche, die bei geringem Energiegehalt viele lebenswichtige Nährstoffe enthalten, wie Gemüse, Obst, Vollkornprodukte und

fettarme Milchprodukte. Seniorinnen achten zwar mehr darauf als Senioren, dennoch essen viele nur jeweils eine Portion Gemüse und Obst am Tag, obwohl drei Portionen Gemüse und zwei Portionen Obst am Tag empfohlen werden. Von Bio-Obst und -Gemüse muss man nach Prof. Dr. Leifert nur vier Portionen essen, um auf dasselbe Maß an Antioxidantien bzw. sekundäre Pflanzenstoffe zu kommen (siehe dazu: A. Flemmer: »*Bio-Lebensmittel* – Nachhaltig einkaufen, gesund essen«, s. Anhang, Quellen). Dennoch sollte man auch Biofleisch nur zwei- bis dreimal wöchentlich essen.

- Isst man vorwiegend vegetarisch und damit Eier, Milch und Käse, hat dies viele gesundheitliche Vorteile.

Krebs vorbeugen mithilfe der Ernährung

Leider steigt mit zunehmendem Lebensalter das Risiko, an Krebs zu erkranken; mit 69 Jahren ist es am höchsten. Eine der Ursachen ist die Summierung von Schadstoffen und falscher Ernährungsgewohnheiten. Dazu kommt, dass mit steigendem Alter die natürlichen Abwehrkräfte des Organismus schwächer werden. Um diesem Effekt gegenzusteuern und die Abwehrkräfte zu stärken, sollte man vermehrt krebsvorbeugende und -hemmende Lebensmittel essen, also vor allem *Obst und Gemüse.*

Es ist schon lange durch Studien belegt, dass ein hoher Verzehr von *Gemüse und Obst* mit einer niedrigen Krebshäufigkeit verbunden ist: Personen mit dem höchsten Verzehr an grünem Gemüse (vor allem verschiedenen Kohlarten) und Salat hatten ein um 52 Prozent niedrigeres Darmkrebsrisiko als Menschen, die wenig davon aßen.

Generell wurde bewiesen, dass das allgemeine Krebsrisiko um mehr als 50 Prozent sank, je höher der Konsum von Obst und Gemüse war. Dies betrifft gleich mehrere Organe: Magen, Dickdarm, Mastdarm, Lunge (unabhängig vom Rauchen), Bauchspeicheldrüse, Speiseröhre, Leber, Mundhöhle, Brust, Blase, Prostata und Kehlkopf – sie alle werden weitaus seltener befallen, wenn man viel Obst und Gemüse isst. Deutschland tut sich da leider nicht hervor: Wir essen nur 90 kg Gemüse und ca. 100 kg Obst pro Jahr, Südländer essen dagegen durchschnittlich 203 kg Gemüse und 123 kg Obst!

Man führt die Krebsraten darauf zurück, dass wir in kurzer Zeit von einer ballaststoffreichen, kohlenhydratreichen und fettarmen Ernährung mit großem Volumen zu einer konzentrierten, energiereichen Ernährung gewechselt haben. Unser Körper konnte sich allerdings nicht so rasch anpassen und umstellen – er reagiert mit Krebs.

Das lässt sich an der Häufigkeit bestimmter Krebsarten in den unterschiedlichen Ländern erkennen. In den Mittelmeerländern wie Griechenland oder Italien, in denen viel Obst und Gemüse gegessen wird, sterben deutlich weniger Menschen an Dickdarmkrebs als etwa in Tschechien, wo wenig Gemüse und Obst gegessen wird.

Frisches, rohes Gemüse hat dabei die größte Wirkung: Es zeigte sich, dass es in 87 Prozent aller Untersuchungen einen schützenden Effekt hatte. Die schützenden Substanzen sind jedoch ziemlich hitzeempfindlich – kurze Kochzeiten sind daher empfehlenswert.

Wer täglich zwischen 500 und 600 g Obst und Gemüse isst, der sichert sich den vollen Schutzeffekt. Davon sollten 2 bis 3 Portionen Gemüse und 1 bis 2 Portionen Obst sein. Unter einer Portion versteht man eine Handvoll Obst, z. B. einen Apfel oder eine Banane, bzw. zwei Handvoll Beeren oder 250 ml Gemüse- oder Obstsaft. Bei Gemüse sollte es eine Handvoll sein, bei geputztem und zerkleinertem Gemüse zwei Hände voll.

Je gemischter und bunter, desto besser – wie ein Regenbogen: rote Himbeeren oder Erdbeeren und Tomaten bzw. Rote Bete, gelbe Rüben, blaue Heidelbeeren, grüne oder blaue Trauben, orangefarbene Apfelsinen, grüner, gelber oder roter Paprika und grüner Spinat oder Brokkoli, grüne Gurken sowie Erbsen, weiße Champignons und Radieschen mit roter Schale und weißem Fruchtfleisch – je farbenfroher, desto mehr unterschiedliche sekundäre Pflanzenstoffe (s. Kap. II.3) mit Anti-Krebs-Wirkung.

Nimmt man regelmäßig eine 80-Gramm-Portion Obst und Gemüse zu sich, sinkt das Risiko, an Mund-, Rachen-, Kehlkopf- und Speiseröhrenkrebs zu erkranken, um durchschnittlich 9 Prozent. Leider kann das Risiko nicht durch einen gesteigerten Verzehr weiter gesenkt werden. Die Darmkrebsrate senkt man am besten durch die Aufnahme möglichst vieler Ballaststoffe, Bauchspeicheldrüsenkrebs durch viel Folsäure aus Gemüse.

Tatsächlich kann man durch eine entsprechende Ernährung, die darauf ausgelegt ist, möglichst wenig krebsauslösende Substanzen zuzuführen, und die eine ausreichende Zufuhr von krebsschützenden Pflanzenstoffen enthält, das *persönliche Krebsrisiko deutlich senken.* Wenn Sie das Thema interessiert und Sie mehr darüber wissen wollen, insbesondere neue Behandlungsmöglichkeiten kennenlernen wollen, finden Sie das im Kapitel I. 11 und im Buch »Der Anti-Krebs Ratgeber« (s. Anhang, Quellen).

Das Herz-Kreislauf-System unterstützen – hohen Blutdruck und Arteriosklerose vermeiden

Herz-Kreislauf-Erkrankungen sind generell die häufigste Todesursache, egal ob Frau oder Mann, Deutschland oder Österreich. Die Zahlen sind erschreckend: Täglich werden in

Deutschland etwa 10.000 Betroffene mit Verdacht auf Herzinfarkt ins Krankenhaus eingeliefert, etwa 200 sterben *täglich* daran. Dasselbe Szenario zeigt sich in Österreich: Pro Jahr erleiden etwa 7.500 Menschen einen tödlichen Herzinfarkt. Weltweit sind Herz-Kreislauf-Erkrankungen für ein Viertel aller Todesfälle verantwortlich. Stärker betroffen sind die reichen Industrienationen.

Die Ursache für Herz-Kreislauf-Erkrankungen und Herzinfarkt sind Veränderungen in den Blutgefäßen, die einen Gefäßverschluss bewirken.

Betroffen sind vor allem die Arterien des Herzmuskels, des Gehirns, der Nieren und der Beine. Man spricht von »verkalkten Arterien«. Die mangelnde Durchblutung verursacht Sauerstoffunterversorgung, wodurch im Herz schmerzhafte Anfälle (Angina pectoris) und bei Gefäßverschlüssen Herzinfarkt ausgelöst werden können. Im Gehirn entstehen Funktionsstörungen, bei fortschreitenden Schädigungen kommt es zum Schlaganfall. Kommt es zu Gefäßveränderungen in den Beinarterien, entstehen Schmerzen beim Gehen, die die Betroffenen zwingen, häufig stehenzubleiben (»Schaufensterkrankheit«). Auch das »Raucherbein« gehört in diese Gruppe.

Allen gemeinsam ist, dass die Innenseite der Blutgefäße – die sogenannten Endothelzellen – stark belastet sind, weil in den Arterien hoher Druck herrscht, dem die Gefäßwände ständig ausgesetzt sind. Erstaunlicherweise helfen hier natürliche Vitamine: Vitamin C und E sowie die Pflanzen, die diese enthalten. Dadurch werden die Widerstandskräfte der Wandzellen verstärkt. Sie scheinen außerdem zu verhindern, dass sich Cholesterin an den Gefäßwänden festsetzt. Auf diese Weise wirken diese Vitamine der gefürchteten Arteriosklerose (Arterienverkalkung) entgegen.

Das Problem ist, dass man Arterienverkalkung zu Beginn nicht bemerkt. Beschwerden hat man erst, wenn sich an der Innenwand der Blutgefäße so viel Kalk, Fett und Blutzellen abgelagert haben, dass der Innenraum der Gefäße nur noch die Hälfte bis ein Drittel des ursprünglichen Volumens beträgt.

Derzeit sind immer noch Männer stärker betroffen, aber diese Probleme treten zunehmend auch bei Frauen auf. Ihr Hormonhaushalt ist ihr Vorteil – zumindest bis zu den Wechseljahren. Die Östrogene schützen sie zum großen Teil. Aber mit Beginn der Wechseljahre nähert sich ihr Risiko dem der Männer an. Ab 65 Jahren übersteigt die Rate der Herz-Kreislauf-Erkrankungen bei Frauen jene der Männer. Ab 70 Jahren sind Frauen besonders gefährdet, zudem Herz-Kreislauf-Erkrankungen mit höherem Alter sowieso zunehmen. Aus diesem Grund müssen nicht nur Männer, z. B. durch gesundes Essen, vorbeugen. Dazu kommt, dass Schlaganfälle bei Frauen häufiger tödlich enden als bei Männern.

Der Vorteil: Beide Geschlechter können vorbeugen, und oft kann die Gefäßerkrankung geheilt werden. Dies liegt auch daran, dass im Unterschied zu manch anderen Krankheiten die Ursachen weitgehend bekannt sind. Deshalb kann man selbst sehr viel tun, um nicht krank zu werden und einen Herzinfarkt zu erleiden bzw. nach einem erlittenen Infarkt einen zweiten zu bekommen. Häufig hilft bereits eine Ernährungsumstellung, damit man gesund bleibt und der Krankheitsverlauf positiv beeinflusst wird. Weitere Tipps finden Sie in »Der Ernährungsratgeber für ein gesundes Herz« (s. Anhang, Quellen).

Hoher Blutdruck

Etwa 20 Prozent der Bevölkerung Deutschlands hat einen zu hohen Blutdruck – und viele wissen es nicht einmal. Warum? Weil nur etwa ein Viertel der Bevölkerung zu Vorsorgeuntersuchungen geht und dabei den Blutdruck messen, geschweige denn, ihn behandeln lässt. Das ist fatal, denn so nehmen die Schäden an den Gefäßen (unentdeckt) zu.

Aber nicht nur die Arterien und Venen sind in Gefahr: Bluthochdruck lässt das Gehirn schneller altern. Das Problem ist, dass hoher Blutdruck jahrelang keine oder kaum Beschwerden verursacht. Doch dann haben die Betroffenen »plötzlich »Sehstörungen, es ist ihnen schwindlig, Herz- oder Nierenprobleme treten auf.

Normalerweise liegt der Blutdruck im Ruhezustand bei max. 140/90 mm Hg, wird man älter, steigen die Blutdruckwerte etwas. Stellt man bei mehreren Blutdruckmessungen an verschiedenen Tagen erhöhte Werte fest, liegt ein hoher Blutdruck vor. Dann sollte man rasch zum Arzt, um die Art der Hochdruckkrankheit festzustellen.

Anhand der folgenden Werte können Sie sehen, ob Sie einen zu hohen Blutdruck haben und ob Sie dies beim Arzt untersuchen lassen sollten:

	Oberer Wert (systolisch, mm Hg)	**Unterer Wert (diastolisch, mm Hg)**	**Folge oder Empfehlung**
Normaler Blutdruck			
Optimal	unter 120	unter 80	hohe Lebenserwartung!
Normal	unter 130	unter85	
Noch normal	130–139	85–89	häufiger kontrollieren
Grenzwertig	140–149	90–94	ärztliche Behandlung
Hoher Blutdruck			
Leicht erhöht = Grad 1 Hypertonie	140–159	90–99	ärztliche Behandlung

Mittelschwer erhöht = Grad 2 Hypertonie	160–179	100–109	ärztliche Behandlung
Stark erhöht = Grad 3 Hypertonie	über 180	über 110	dringend ärztliche Behandlung empfohlen!

Tabelle: Blutdruckwerte, Quelle: A. Flemmer: »Bluthochdruck natürlich behandeln«

Man kann einen hohen Blutdruck vermeiden oder reduzieren, indem man auf eine optimale Versorgung von Lebensmitteln mit Vitamin C, E, Folsäure, Vitamin B6 und B12 sowie Selen und Zink (s. Tabelle) achtet.

Viel Zink findet man in folgenden Lebensmitteln:

100 g verzehrbares Lebensmittel	mg Zink	100 g verzehrbares Lebensmittel	mg Zink
Weizenkeimlinge	17	Weizenkleie	9,4
Kalbsleber	8,4	Bierhefe, getrocknet	8
Kürbiskerne	7	Leinsamen	5,5
Edamerkäse	5,3	Rindfleisch (Schulter)	5,2
Haferflocken	4,4	Amaranth	3,7

Tabelle: Lebensmittel mit reichhaltig Zink, Quelle: A. Flemmer: »Das Mineralstoff-Kochbuch«

Auch ausreichend Selen ist wichtig: Gesunde Erwachsene sollten 55 bis 100 µg Selen pro Tag zu sich nehmen, um Mangelerscheinungen zu vermeiden. Einen erhöhten Selenbedarf von etwa 200 µg haben Senioren. Sehr viel Selen findet man in Kokosnüssen und Sesam, s. Kapitel II. 2 B.

Oft vermutet man, dass Salz den Blutdruck erhöht. Das

stimmt aber nur dann, wenn man salzempfindlich ist: Hat man eine salzreiche Mahlzeit gegessen, ist der Blutdruck am nächsten Tag erhöht.

Es gibt auch Kurioses zum Thema Blutdruck: So hilft Omas Hühnersuppe nicht nur gegen Erkältungen, sondern auch gegen hohen Blutdruck, denn Hühnerfleisch und sehnenreiche Teile wie Füße enthalten viel Kollagen. Dieses löst sich beim Kochen heraus und hilft, ein spezielles Enzym namens ACE (Angiotensin Converting Enzyme) zu hemmen. Dieses ist an der Bildung eines Hormons beteiligt, das Blutgefäße verengt und so zu hohem Blutdruck führt.

Um sich vor Herz-Kreislauf-Erkrankungen zu schützen, sollte man die folgenden Faktoren beachten:

- Auf gute Werte des Blutdrucks, Cholesterin und Blutzucker achten
- Bewegung
- Eine gute Figur
- Sich gesund ernähren
- Nicht rauchen

Als man 22.000 US-Amerikaner im Alter über 45 Jahre über fünf Jahre untersuchte, fand man heraus, dass die Teilnehmer mit einem optimalen Lebensstil nur halb so häufig einen Schlaganfall erlitten wie die Teilnehmer, deren Lebensstil nicht optimal war.[9]

Eine Erkenntnis war, dass der Blutdruck den größten Einfluss hat. Optimale Werte senkten das Schlaganfallrisiko um 60 Prozent. Ein weiterer wichtiger Faktor war der »Glimmstängel«: Studienteilnehmer, die seit mindestens einem Jahr nicht mehr geraucht hatten, erlitten um 40 Prozent seltener einen Schlaganfall. Nicht zu vernachlässigen ist auch der Blutzucker, denn Diabetes gehört zu den wichtigsten Risikofaktoren für einen Schlaganfall.

Niedrige Cholesterinwerte, körperliche Bewegung, gesunde Ernährung und Normalgewicht schützen ebenfalls vor einem Herzinfarkt und sind deshalb wichtige Gesundheitsziele.

Die *Lunge* kann man ganz leicht trainieren, indem man täglich einen Luftballon aufbläst – am besten morgens, mittags und abends. Der Ballon sollte dabei jeweils über 20 Zentimeter groß werden. Als man Personen mit chronischer Bronchitis untersuchte, fühlten sich alle, die derart geübt hatten, nach zwei Monaten wohler und zeigten auch bessere Werte in Bezug auf die geistige Leistungsfähigkeit.

Weitere Tipps, um den hohen Blutdruck zu reduzieren finden Sie in »Bluthochdruck natürlich behandeln« (s. Anhang, Quellen).

Osteoporose verhindern

Osteoporose ist die häufigste Skeletterkrankung. In Deutschland sind ca. 9 Millionen, d. h. etwas mehr als 10 Prozent der Bevölkerung, von dieser Krankheit bedroht. Betroffen sind zu zwei Dritteln Frauen. Osteoporose tritt häufig im fortgeschrittenen Lebensalter auf und steht eng in Zusammenhang mit dem sinkenden Spiegel an Sexualhormonen – bei beiden Geschlechtern.

Dabei kommt es zu einer Verminderung der Knochenmasse und einer Verschlechterung der sogenannten Mikroarchitektur des Knochengewebes mit einem entsprechend erhöhten Risiko, leichter Knochenbrüche zu erleiden. Das liegt auch an der Mineralstoffdichte des Knochens: Je geringer sie ist, desto höher ist das Erkrankungsrisiko.

Aber man kann Osteoporose durch einen entsprechenden Lebensstil und angepasster Ernährung fast immer verhindern.

Folgende Ernährungsprobleme tragen zum Erkrankungsrisiko bei:

- Eine kalziumarme und/oder phosphatreiche Ernährung(z. B. Cola-Getränke)
- Vegane Kost (aufgrund ihres Reichtums an Oxalat, Phytat, Fasern)
- Salzreiche Kost
- Reichlich tierisches Eiweiß
- Ständiger Eiweißmangel, wenn man älter wird
- Vitamin-D-Mangel
- Viel Alkohol und Koffein
- Veranlagung
- Zu wenig Bewegung
- Untergewicht
- Rauchen
- Einige Arzneien wie Immunsuppressiva, möglicherweise auch Mittel gegen Sodbrennen und Speiseröhrenentzündung sowie Protonenpumpenhemmer – hier bitte den Arzt daraufhin ansprechen.

Wichtig ist eine *ausreichende Kalziumzufuhr*, das heißt., man sollte mindestens 1 g, besser jedoch 1,3 g pro Tag davon zu sich nehmen. Beinhaltet der Speiseplan viel fettarme Milch, Joghurt und vor allem Hartkäse, sind Sie gut mit Kalzium versorgt. Wenn Sie gerne Mineralwasser trinken, sollte es einen hohen Kalziumgehalt (200 mg/Liter) aufweisen.

Kalziumhaltige Medikamente sind nicht so gut wie eine entsprechende Ernährung. Nimmt man dennoch Kalzium ein, ist ein Magnesiumdefizit möglich, da der Mineralstoff bevorzugt aufgenommen wird, der dem Körper am meisten angeboten wird. Erschwerend kommt hinzu, dass der Östrogenmangel bei Frauen nach dem Wechsel zu erhöhten Magnesiumverlusten führt. Ein Magnesiumdefizit wirkt sich ebenfalls deutlich auf die Knochendichte aus. Auch *Zink* ist wichtig (siehe vorherige Tabelle), ihm wird zusätzlich eine bessere Heilung von Knochenbrüchen zugeschrieben.

Schließlich hat auch *Bor* Einfluss auf die Knochenstabilität. 3 bis 6 mg davon sollte man täglich zu sich nehmen. Anhand der folgenden Tabelle können Sie borreiche Lebensmittel auswählen:

100 g Lebensmittel	Milligramm Bor	100 g Lebensmittel	Milligramm Bor
Pfirsich	7	Kohl- oder Steckrübe	5
Gurke	3,6	Haselnüsse	2,2
Rettich, Rote Rüben, Chicorée	2,1	Erbsen	1,8
Erdnüsse, geröstet	1,7	süße Mandeln	1,4
Sellerie	1,1	Avocado	0,98
Hagebutten	0,88	Pekannüsse, Walnüsse	0,76
Getrocknete Linsensamen und Feigen	0,7	Austernpilze	0,65

Durchschnittlicher Borgehalt einiger Lebensmittel, Quelle: A. Flemmer: »Gesunde Ernährung ab 60«, s. Anhang, Quellen

Auch Vitamin K benötigt man für stabile Knochen. Eine amerikanische Studie[10] bewies, dass ein hoher Vitamin-K-Konsum das Risiko für Knochenbrüche im Bereich der Hüfte senkt. Die erforderliche Menge bekommt man schon mit einer kleinen Portion wie etwa einer halben Tasse Spinat, Brokkoli oder Rosenkohl. Man benötigt etwa 60 µg täglich, die man mit herkömmlichen Lebensmitteln aufnehmen kann:

100 g Lebensmittel	µg Vitamin K	100 g Lebensmittel	µg Vitamin K
Sauerkraut	62-1540	Grünkohl	817
Rosenkohl, Sonnenblumenöl	500	Schnittlauch	380
Spinat, Weizenkeimlinge, Rinderleber	350	Brathuhn, Rotkohl, Blumenkohl	300
Spinat in Dosen	290	Brokkoli gekocht, abgetropft	270
Kichererbsen (Trockenware)	264	frischer Fenchel	240

Durchschnittlicher Vitamin-K-Gehalt einiger Vitamin-K-reicher Lebensmittel, Quelle: A. Flemmer: »Gesunde Ernährung ab 60«

Hat Mann oder Frau das 50. Lebensjahr erreicht, sollte bei Routineterminen beim Urologen auch das Osteoporoserisiko abgeklärt werden, vor allem wenn bereits Symptome auftreten: akute Schmerzen des Skeletts, ein ungewollter Gewichtsverlust von mehr als 10 Prozent sowie besonders das Schrumpfen der Körpergröße um mehr als vier Zentimeter innerhalb eines Jahres. Eine Röntgen-Messung der Knochendichte bringt Klarheit.

Neue Erkenntnisse zu Osteoporose und ... Demenz!

Forscher entdeckten überraschend (typisch für viele medizinische Erkenntnisse), dass nicht nur eine optimale Versorgung mit Kalzium, sondern auch mit *Mangan* wichtig ist. Sie werden es nicht glauben, aber man entdeckte dies im Rahmen von Untersuchungen an Rothirschen! Die männlichen Tiere müssen jedes Jahr ein riesiges Geweih bilden, wofür sie Mangan brauchen. Allerdings ist dieser Mineralstoff ab einer gewissen Konzentration giftig, eine hohe Zufuhr behindert die Aufnahme von Magnesium. Also sollte man es besser über Nahrungsmittel aufnehmen denn als Präparat.

Das Spurenelement Mangan kommt in allen pflanzlichen und tierischen Geweben vor. Die Fortpflanzungsorgane der Pflanzen sind meist am manganreichsten. Im Folgenden sehen Sie eine Tabelle mit Lebensmitteln, die vergleichsweise viel davon enthalten:

100 g Lebensmittel	Menge in mg/100g	100 g Lebensmittel	Menge in mg/100 g
schwarzer Tee	73	Weizenkeime	16
Weizenkleie	13	trockene Mohn- oder Schlafmohnsamen	12
Haselnüsse	5,7	Haferflocken	4,5
frische Heidelbeeren	4,2	Sojamehl vollfett	4
Pekannüsse	3,5	Amaranth	3

Die Forscher vermuten auch, dass Osteoporose eine Vorstufe von Alzheimer sein könnte. Bei 40 Prozent der Osteoporosepatienten wurde Alzheimer oder Parkinson festgestellt, bei Arthrosepatienten gab es dagegen keinen Fall.

Fazit: Die Osteoporosevorbeugung sollte man ernst nehmen. Mangan in Form von Lebensmitteln zu sich zu nehmen, scheint sinnvoll zu sein.

Das Immunsystem stärken mit der richtigen Ernährung

Mittlerweile wissen wir, dass die Aktivität des Immunsystems sinkt, wenn man älter wird. Ist man nicht ausreichend mit Vitaminen und Mineralstoffen versorgt, führt dies zu einer erhöhten Anfälligkeit für Virusinfekte und zu schwereren Krankheitsverläufen.

Unser Immunsystem ist auf die Zufuhr lebensnotwendiger Nährstoffe angewiesen. Ist der Körper unterversorgt, kann er seine Abwehrfunktion nicht ordentlich wahrnehmen. Bei bestimmten Vitaminen und Spurenelementen führt eine Zufuhr über die empfohlene Tagesdosis hinaus sogar zu einer Anregung bestimmter Reaktionen unseres Immunsystems.

Nimmt man dagegen überhöht bestimmte Nährstoffe wie z. B. Fett zu sich, wird die Immunantwort unterdrückt.

Folgende Vitamine und Mineralstoffe brauchen wir, damit das Immunsystem gesund und leistungsfähig bleibt: Vitamin A, D und E, B6 und B12, Selen, Zink, Kupfer sowie ungesättigte Fettsäuren. Auch unser Immunsystem benötigt die Vitamine und sekundären Pflanzenstoffe aus frischem Obst und Gemüse. Wenn Sie gesund 100 Jahre alt werden wollen, dürfen Sie Ihr Immunsystem nicht durch Chemie in der Nahrung, Rauchen, zu viel Alkohol, langes Sonnenbaden, zu wenig Schlaf und Bewegung oder durch Stress und Lärm schädigen.

Vorsichtshalber sollten Sie dann noch für ausreichenden Impfschutz sorgen, denn wenn man älter wird, verkürzt sich die Dauer des Impfschutzes. Am besten fragen Sie Ihren Hausarzt.

Die Augen und das Gehör unterstützen

Im Alter werden meist auch die Augen schwächer, Grauer Star oder Katarakt häufen sich. Möglicherweise trübt sich die Augenlinse zunehmend ein. Deshalb sollte man am besten jährlich zur Kontrolle zum Augenarzt. Dort werden Ihre

Sehkraft und der Augendruck überprüft, denn bei einem Grauen Star ist eine Operation notwendig, um nicht zu erblinden. Als Risikofaktorengelten die üblichen Verdächtigen: Rauchen, hoher Blutdruck, die Einnahme bestimmter Medikamente, eine Hormonersatztherapie sowie ungünstige Essgewohnheiten.

Die Ernährung spielt wieder eine wichtige Rolle. Dies zeigte eine Studie an mehr als 27.000 britischen Teilnehmern. Es konnte bewiesen werden, dass eine vegetarische Ernährung das Risiko an Grauem Star zu erkranken, deutlich senkt.

Man fand außerdem heraus, dass Personen, die nicht gut sehen und hören, eine doppelt so hohe Sterblichkeit wie gleichaltrige Menschen haben, die durch eine Brille oder ein Hörgerät diese Störungen ausgleichen. Doch offensichtlich tragen etwa 40 Prozent der älteren Menschen eine nicht optimal angepasste Brille.

Wichtig ist es, gut mit Vitamin C und B2 (s. Kap. V a) versorgt zu sein, da beide das Risiko einer Linsentrübung im Alter um die Hälfte reduzieren.

Man sollte jeden Tag mindestens 15 Minuten ins Freie gehen, denn das natürliche Licht fördert nicht nur die Sehkraft, sondern auch die geistige Leistungsfähigkeit und harmonisiert das Schlafverhalten.

Wenn man plötzlich nicht mehr sehen kann oder das Sehvermögen schlechter ist, kann dies verschiedene Ursachen haben, z. B.:

- Einen Arterien-Verschluss – dann ist das Augenproblem ein Warnsignal für Schlaganfall.
- Sind die Augenprobleme mit starken Augenschmerzen oder farbigen Ringen verbunden, deutet dies auf einen akuten Glaukom- (Grüner Star-)-Anfall hin. Bitte gehen Sie so schnell wie möglich zum Augenarzt, um eine Erblindung zu verhindern.

- Lichtblitze können ein Warnsignal für eine Netzhautablösung sein.
- Rieseln schwarze Flocken durch Ihr Gesichtsfeld, kann eine Blutung im Augeninneren die Ursache sein.
- Sieht man alles doppelt, kann das auf eine Entzündung in der Augenhöhle, einen Schlaganfall oder einen Tumor hindeuten.
- Auch auf ein intaktes Gehör und einen guten Geruchssinn sollte man achten!

Gut zu hören ist wichtig, deshalb sollten Sie regelmäßig vom HNO-Arzt Ihr Hörvermögen überprüfen lassen, wenn Sie älter werden. Lärm ist gar nicht gut, denn er steigert das Schlaganfallrisiko erheblich. Man hat herausgefunden, dass ab einem Lärmpegel von 60 dB das Risiko für einen ersten Schlaganfall um ca. 30 Prozent bei über 65-Jährigen ansteigt.

In diesem Alter leiden auch etwa 60 Prozent der Menschen unter einem verminderten Geruchsvermögen. Dagegen kann ein Riechtraining helfen. Dafür schnuppert man täglich an einem Parfüm, an Zimt oder Pfefferminze. Dafür die Geruchsprobe immer so weit weg halten, dass man den Duft gerade noch wahrnimmt. Empfohlen wird, mit Pfefferminzöl zu beginnen. Leider lässt der Zimtgeruch am ehesten nach. Um dies zu verhindern, am besten häufig an beidem riechen.

GEHEIMNIS IV

DAS GEHIRN STÄRKEN, UND ALS SENIOR AUF DIE UNI

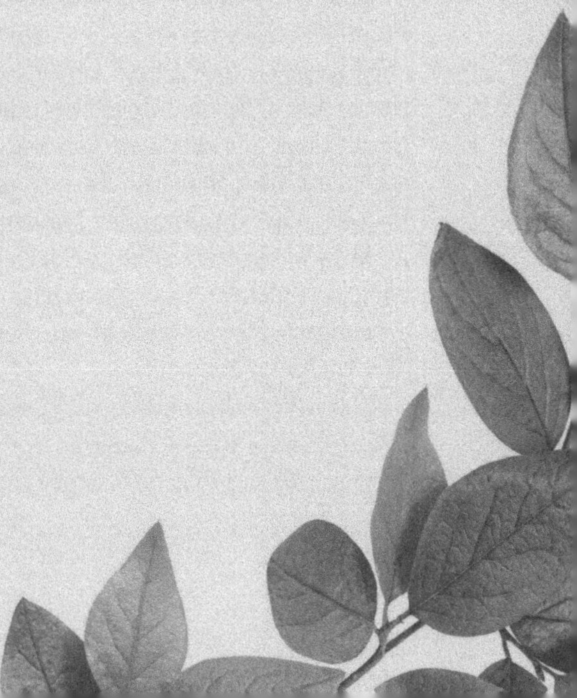

Bei hochbetagten Menschen ist heutzutage Demenz zwar weitverbreitet, muss jedoch nicht zwangsläufig sein. So weisen nicht einmal ein Drittel der Hundertjährigen geistige Leistungseinbußen auf, doch die Hälfte leidet unter Demenz. Eine gute Schulbildung und lebenslange geistige Aktivitäten reduzieren das Risiko, daran zu erkranken.

Einige Fakten zu Demenz

Die Bezeichnung »Demenz« geht auf das lateinische Wort »dementia« zurück. Es setzt sich aus der verneinenden Vorsilbe »de« und »mens« (Geist, Verstand) zusammen. Das bedeutet wörtlich übersetzt »ohne Verstand« oder »ohne Geist«. Fachlich steht dies als Überbegriff für eine fortschreitende Erkrankung des Gehirns. Prof. Dr. Beyreuther, einer der bekanntesten Alzheimer-Forscher weltweit, nennt dies einen »Verlust erworbener intellektueller Fähigkeiten (Verlust von Synapsen und Nervenzellen)«.[11]

Bei Betroffenen funktionieren das Gedächtnis, das räumliche Orientierungs- und Denkvermögen oder die Sprache immer schlechter, bei Parkinson lassen die Körperfunktionen nach. In der Regel beginnt eine Demenz mit Vergesslichkeit, oft aber auch mit Depressionen. Das Verhalten verändert sich, man spricht von einer »neurodegenerativen Erkrankung«: Im zentralen Nervensystem gehen Zellen verloren bzw. sie sterben ab. Leider werden im Laufe der Zeit auch komplexere Funktionskreise beeinträchtigt, es treten Störungen der Beweglichkeit, Sensibilität, Koordination, Wahrnehmung etc. auf.

Um die Erkrankung als »Demenz« diagnostizieren zu können, muss das Gedächtnis beeinträchtigt sein und mindestens eine der folgenden Störungen hinzukommen:

- Störung der Sprache
- Eingeschränkte motorische Aktivitäten
- Gegenstände werden nicht identifiziert bzw. wiedererkannt.
- Störung der Exekutivfunktionen, das bedeutet Planen, Organisieren, Einhalten einer Reihenfolge.

Vorsicht: Vitaminmangel und Homocystein

Homocystein ist ein Eiweißbaustein, der sich im Blut nachweisen lässt und von Gesunden innerhalb kurzer Zeit abgebaut wird. Ist dieser Wert zu hoch (über 15 µmol/l), scheint dies das Risiko an Demenz zu erkranken, zu erhöhen. Um den Wert in gesundheitlich unbedenklichen Konzentrationen zu halten, benötigt man ausreichende Mengen an Vitamin B6, B12 und Folsäure. Ein Mangel an diesen Vitaminen wird meist durch Krankheiten wie Schilddrüsenunterfunktion, Diabetes oder Krebs bzw. durch bestimmte Medikamente (Nitrate bei Herzkrankheiten, Antiepileptika, Hormonersatztherapie, schleimlösende Medikamente, L-Dopa bei Parkinson) verursacht. Gefährdet sind Männer über 60 Jahre und Frauen nach der Menopause.

Eine Kombination dieser Vitamine kann dagegen den altersbedingten Hirnabbau um bis zu 53 Prozent verlangsamen.

Bekommt man diese Vitamine, verringert sich das Hirnvolumen um fast ein Drittel weniger als bei Personen, die diese Vitamine nicht einnehmen. Hat man besonders hohe Homocysteinwerte im Blut, ist der Effekt deutlicher.

Leider findet man hohe Homocysteinspiegel schon bei der Hälfte der über 50-Jährigen. Werden Werte von über 10 Mikromol pro Liter gefunden, kann es sinnvoll sein, den

Homocysteinspiegel zu senken. Die Entscheidung darüber obliegt jedoch Ihrem Arzt.

Heilpflanzen gegen Demenz: Ginkgo, Rosenwurz & Co.: Natürliche Hilfe gegen Vergesslichkeit oder Konzentrationsmangel

Ginkgo biloba L – der japanische Tempelbaum

Auszüge aus den Blättern des japanischen Tempelbaums (Ginkgo biloba) verwendet man bei uns häufig gegen Demenz. Ihre positive Wirkung könnte an den enthaltenen sekundären Pflanzenstoffen (s. Kap. II. 3) liegen wie z. B. Flavonoidglykoside und Terpenoide. Diese können bislang nicht künstlich hergestellt werden.

Tatsächlich scheinen die Blätter des Tempelbaums auf das Gehirn bzw. die Nerven eine hervorragende Wirkung zu haben. Naturheilkundler schätzen ihre durchblutungsfördernde Wirkung und die damit verbundene geistige Leistungsverbesserung.

Die Inhaltsstoffe der Ginkgo-Blätter wirken dem geistigen Abbau dreifach entgegen:

- Ginkgo-Extrakt verbessert die Fließfähigkeit des Blutes und hilft damit gegen Durchblutungsstörungen. Diese können sich als Schwindel, Kopfschmerzen, Ohrensausen, Gedächtnisschwäche, Orientierungs- und Sprechstörungen äußern.
- Der Energiestoffwechsel im Gehirn wird angeregt. Dadurch kann man einen vorübergehenden Sauerstoffmangel besser verkraften.

- Der Extrakt wirkt als Radikalfänger (s. Anhang, Lexikon). Damit sollen sogar bei bereits vorliegender Schädigung des Gehirns Verbesserungen möglich sein.

Als man an der Universität München am Institut für medizinische Psychologie eine Studie mit gesunden Senioren durchführte, konnten sich ältere Menschen nach einer vierwöchigen Einnahme von Ginkgo-Extrakt länger konzentrieren als Personen, die ein Placebo eingenommen hatten. Ginkgo-Produkte gibt es als Tropfen, Dragees oder Filmtabletten.

Allerdings können Ginkgo-Extrakte die Blutgerinnung beeinflussen. Daher empfiehlt die Stiftung Warentest eine Anwendung nur, wenn die herkömmlichen Medikamente nicht verabreicht werden können. Kombiniert man Gingko mit Gerinnungshemmern (z. B. ASS, Marcumar, Heparin), kann dies eine erhöhte Blutungsneigung zur Folge haben. Aus diesem Grund empfiehlt Prof. Schilcher (s. Anhang, Quellen) einen Arzt oder Therapeuten zu fragen, ob die Einnahme von Ginkgo-Präparaten empfehlenswert ist. Hält er oder sie die Anwendung für zielführend, sollte man auf Präparate renommierter Hersteller zurückgreifen. Lebensmittel mit Ginkgo enthalten zu wenig von den Wirkstoffen und können daher keinen positiven Beitrag leisten.

Prof. Heinz Schilcher weist auch darauf hin, dass man die Ginkgo-Extrakte vorwiegend gegen Durchblutungsstörungen der Arterien in Kopf und Beinen einsetzt und damit vorbeugend gegen den Verschluss feinster Arterien. Dazu gehört auch die symptomatische Behandlung von Leistungsstörungen, die durch eine Fehlfunktion des Gehirns verursacht werden, im Rahmen eines therapeutischen Gesamtkonzeptes: Das betrifft vor allem Gedächtnis- sowie Konzentrationsstörungen, depressive Verstimmungen, Schwindel, Ohrensausen und Kopfschmerzen. Gebessert werden sollen auch Angst, Apathie, Reizbarkeit, Schlaf- und nächtliche Verhaltensstörungen.

Prof. Dr. Volker Faust (s. Anhang, Quellen) ist der Ansicht, dass die konventionellen Medikamente auch nur begrenzt wirken: »Tatsächlich erreichen nur einige wenige Substanzen in wissenschaftlich tragbaren Studien eine halbwegs akzeptable Erfolgsrate.«[12] Dagegen meint er, dass es bei Ginkgo biloba etwa 15 bis 25, maximal 30 Prozent aller Fälle sind, »die zufrieden sein können«. Es gibt jedenfalls Patienten, denen Ginkgo sehr gut hilft. Erfreulich ist, dass Ginkgo-Extrakte deutlich weniger Nebenwirkungen haben als die meisten chemisch hergestellten Antidementiva. Dazu kommt, dass keine Wechselwirkungen mit anderen Medikamenten bekannt sind.

Um eine gute Wirksamkeit zu erreichen, muss die Behandlung langfristig (mindestens 8 Wochen, bei guter Wirksamkeit auch länger), hoch genug dosiert und so früh wie möglich erfolgen – und dies vor allem im Rahmen eines Gesamtbehandlungsplans. Das bedeutet: Andere Methoden zur Demenzbehandlung wie die Kunsttherapie oder ähnliches sollten die Behandlung mit Ginkgo ergänzen (s. »Demenz natürlich behandeln«, s. Anhang, Quellen).

Zur Anwendung kommen vor allem zwei definierte Spezialextrakte von Ginkgo biloba, nämlich EGb 761 und Li 1370.

Egb 761 soll den Abbau von bestimmten Zellbestandteilen, den Mitochondrien, die als Kraftwerke der Zelle gelten, verlangsamen. Diese Zellorganellen findet man bei gesunden Nervenzellen im Bereich der Synapsen in hoher Anzahl. Bei Alzheimer-Patienten sind sie erkennbar dezimiert. Vor allem die aggressiven freien Radikale (s. Anhang, Lexikon: Radikale, freie) beeinträchtigen sie stark in ihrer Funktionsfähigkeit. Sie können nicht mehr so viel Energie bereitstellen, was zum Tod der jeweiligen Nervenzelle führen kann.

Ginkgo ist in Deutschland sogar durch die Krankenkasse zur Therapie der Alzheimer-Erkrankung zugelassen.

Rosenwurz (Rhodiola rosea)

Die Rosenwurz wächst in Felsspalten, auf Hochebenen und im Gebirge, besiedelt aber auch Moore und sogar arktische Gebiete. In Deutschland kommt die Pflanze nur im Bayerischen Wald vor.

Man nutzt vor allem ihre Wurzel. Wird sie frisch geschnitten, duftet sie nach Rosen – daher hat sie auch ihren Namen.

Erste Untersuchungen zeigten, dass Rosenwurz nachlassende Konzentrationsfähigkeit und das Gedächtnis verbessert. Sie wird bei Folgeerscheinungen wie Müdigkeit, Erschöpfung, Reizbarkeit und Anspannung eingesetzt. Sogar sportliche Leistungen sollen verbessert werden. Zusätzlich übt die Pflanze eine schützende Wirkung auf Nervenzellen aus.

Rosenwurz soll einen positiven Einfluss auf die geistige und körperliche Leistungskraft haben, da sie die Ausschüttung der Botenstoffe im Gehirn anregen und für das richtige Verhältnis der Neurotransmitter zueinander sorgen soll. Durch einen steigenden Serotoninspiegel sind wir besserer Laune – schließlich gilt Serotonin als Glückshormon. Durch eine bessere Anpassung des Organismus an veränderte Lebensbedingungen steigen geistige Wachheit, Aufmerksamkeit und Entscheidungsfähigkeit. Weil das Gehirn weniger unter Stress zu leiden hat, können Belastungssituationen besser verkraftet werden. Die Rosenwurz soll auch über antioxidative Inhaltsstoffe verfügen, die die Gehirnzellen vor den negativen Auswirkungen der freien Radikale schützen. Außerdem schreibt man der Rosenwurz die Erhöhung der Widerstandskraft gegen Erkältungen und die Verbesserung des Langzeitgedächtnisses zu – und sogar die Verlängerung der Lebensdauer.

Wenn die herkömmlichen Medikamente zur Linderung von Steifheit, Zittern und langsamen Bewegungen, wie sie bei Parkinson häufig auftreten, versagen, kann Rosenwurz eingesetzt werden.

Einnahmeempfehlungen: Die heilenden Wirkstoffe der Rosenwurz werden aus der Wurzel gewonnen. Die Auszüge (in 40 Prozent Alkohol) enthalten normalerweise 3 Prozent Rosavine und 0,8 bis 1 Prozent Salidrosid.

Dieser Auszug ist in Form von Kapseln oder Filmtabletten erhältlich. Für eine volle Wirkungsentfaltung empfiehlt sich die Einnahme über einen längeren Zeitraum.

Rosenwurz gibt es als pflanzliches Fertigarzneimittel in der Apotheke und als Nahrungsergänzungsmittel sowohl in der Apotheke als auch in Drogerien. Unterschiede kann es in der Extraktmenge pro Kapsel und der Standardisierung des Hauptwirkstoffs Rosavin geben, deshalb sollte man den Packungstext sorgfältig lesen und im Zweifelsfall einen Spezialisten fragen.

Empfohlen wird die Einnahme einer Kapsel oder Tablette mit 200 mg Extrakt zweimal täglich, am besten morgens und mittags auf nüchternen Magen (eine halbe Stunde vor dem Essen), um mögliche Schlafstörungen in der ersten Einnahmewoche zu verhindern. In bestimmten Fällen kann auch eine erhöhte Dosierung von 200 bis 600 mg Extrakt zwei- bis dreimal täglich empfohlen werden. Um die bestmögliche Wirkung zu erzielen, sollte der Einnahmezeitraum zumindest 4 Monate betragen. Ihr Hausarzt sollte auf jeden Fall Bescheid wissen, falls Sie Rosenwurzpräparate einnehmen.

Neben- und Wechselwirkungen

Empfindliche Personen können trotz Einhaltung der empfohlenen Dosierung mitunter einige Tage unter erhöhter Reizbarkeit und Schlaflosigkeit leiden. Wird die empfohlene Menge überschritten, können die Beschwerden schlimmer werden. Sollten Sie unter Erregungszuständen leiden, sollten Sie *Rhodiola rosea* nicht einnehmen.

Vorsicht ist auch bei bestimmten geistigen Erkrankungen (bipolare affektive Störungen, z. B. manisch-depressive Erkrankung) geboten, in diesem Fall sollten Sie ebenfalls auf Rosenwurz verzichten, insbesondere wenn durch die Einnahme von Medikamenten gegen Depressionen oder anregenden Mitteln manische Anfälle getriggert werden könnten.

Kombinationen mit anderen pflanzlichen Präparaten mit Ginseng, Johanniskraut oder Griffonia sollten unterlassen werden, insbesondere bei Bluthochdruck, psychischen Erkrankungen (insbesondere mit Unruhe/Erregung) und bei Diabetes (mögliche Unterzucker-Phasen).

Baldrian (Valariana officinalis L. s. l.)

Baldrian ist seit Langem als Heilpflanze gegen Schlafstörungen bekannt. Doch das Kraut macht nicht nur müde, sondern schwächt die Wirkung bestimmter Reize auf das Gehirn, die sonst zu Nervosität und daraus folgend zu Einschlafproblemen führen können. Baldrian wird aber auch immer wieder bei verschiedenen Demenzproblemen eingesetzt.

Genutzt wird die Wurzel, aus der man am besten einen Kaltauszug herstellt. Dafür übergießt man ein bis zwei Teelöffel kleingeschnittene oder geriebene Baldrianwurzel mit einer Tasse kaltem Wasser. Diesen Aufguss lässt man etwa zwölf Stunden ziehen, dann wird er gefiltert und leicht erwärmt. Anschließend in kleinen Schlucken trinken. Wem der Aufwand zu viel ist – es gibt auch fertige Frischpflanzen-Presssäfte.

Gelbwurz-Wurzelstock oder Kurkuma (Curcumae longae rhizoma incl. Javanische Gelbwurz, Curcumae xanthorrhizae rhizoma)

Gewürze bringen Geschmack ins Essen, regen unseren Appetit an und sind gut für die Verdauung. Besonders wertvoll ist Kurkuma, auch als Gelbwurz oder Tumerik bekannt, das sich in nahezu allen Currymischungen findet, aber auch als Einzelgewürz erhältlich ist. Warum man Kurkuma möglichst oft verwenden sollte? In Indien gibt es eine Volksgruppe, die nahezu alle Speisen damit würzt – und sich einer hohen Lebenserwartung und bester Gesundheit erfreut. Und das wollen wir doch auch, oder?

Kurkuma wird aus dem Wurzelstock des Ingwergewächses Curcuma longae gewonnen. Neben dem Gewürz ist es auch als Arzneipflanze in Pulverform sowie alkoholischer Trockenextrakt erhältlich. Es schmeckt bitter-scharf. Die leuchtend gelbe Farbe kommt von *Kurkumin,* das antioxidativ wirkt. Er färbt nicht nur Currypulver, sondern auch Margarine, Senf und Co. – als Zusatzstoff E 100. Empfohlen wird eine Tagesdosis von 2 g Kurkuma. Wer gerne Tee trinkt, sollte zu Produkten greifen, die den Forderungen des Europäischen oder Deutschen Arzneibuchs entsprechen (in der Regel nur in der Apotheke oder im Reformhaus erhältlich). Prof. Dr. Heinz Schilcher weist in seinem Buch »Kleines Heilkräuter-Lexikon« (s. Anhang, Quellen) darauf hin, dass »Aufgrund neuester Studien« ... »auch eine Anwendung zur Vorbeugung oder Behandlung von Altersdemenz denkbar« ist. Also am besten Kurkuma das ganze Leben verwenden und als Arzneipflanze in späteren Jahren mit Demenz.

Das Bundesministerium für Bildung und Forschung empfiehlt Kurkumin, den Hauptbestandteil von Kurkuma. Nimmt man es in ausreichender Menge zu sich, könne es das Gehirn schützen.

In Untersuchungen an Zellkulturen konnte die Substanz sogar das Wachstum von Tumorzellen hemmen, Entzündungen eindämmen und zellschädigende Oxidationsprozesse verhindern.

Der Körper kann Kurkumin pur nicht so leicht aufnehmen und verwerten, daher das Gewürz am besten in Fett anrösten oder Currypulver verwenden.

Gotu Kola – der Indische Wassernabel (Centella asiatica)

Wer frische Gotu-Kola-Blätter kaut oder sie als Tee zubereitet, soll eine bessere Gedächtnisleistung haben. Na das klingt doch vielversprechend, oder? Die Blätter bekommt man in der Apotheke, kann die Pflanze aber auch selbst züchten. So hat man immer frische Blätter zur Verfügung.

Gotu Kola wurde und wird in der traditionellen indischen Medizin (Ayurveda) eingesetzt. Da die Blätter eine mild-angstlösende, Anti-Stress- und beruhigende Wirkung haben, kann dies zur Verbesserung der geistigen Funktionen führen.

Zusätzlich kann Gotu Kola durch seine antioxidative Wirkung das Gehirn schützen und den Alterungsprozess verlangsamen. Außerdem fand man heraus, dass Gotu Kola die Verhärtung der Arterien (Arteriosklerose) verhindern kann und so den Blutfluss in den Venen verbessert.

Jiaogulan-Blätter (Gynostemma pentaphyllum)

Und noch ein Kraut für ein besseres Gedächtnis: Jiaogulan-Blätter, gekaut oder als Tee. Wie Gotu Kola bekommt man sie in der Apotheke, kann die Pflanze aber ebenfalls selbst züchten. Sie hält sogar winterliche Temperaturen aus.

Bei Jiaogulan handelt es sich um ein chinesisches Heilkraut. Es wächst dort und in vielen anderen asiatischen Ländern wild und wird seit Generationen als energetisierender

Tee eingesetzt. Sie heißt in China »Xiancao«, das bedeutet »Kraut der Unsterblichkeit«. Die Inhaltsstoffe der Heilpflanze sollen besser wirken als Ginseng und sogar das Leben verlängern. Grund für diese Annahme sind die überdurchschnittlich vielen Hundertjährigen in der Provinz Guizhou, die die Blätter regelmäßig kauen.

Aber auch bei uns findet man Kräuter, die bei Demenz helfen, wie z. B. *Salbei* (Salvia officinalis), *Melisse* (Melissa officinalis) und *Rosmarin* (Rosmarinus officinalis). Die nervenschützenden Inhaltsstoffe sind sogar sehr ähnlich. Die Blätter der genannten Kräuter produzieren ein ätherisches Öl, das viele wertvolle Substanzen enthält, zum Beispiel die sogenannten Monoterpene. Ein Beispiel dafür ist »Citral«. Von der Rosmarinsäure weiß man, dass sie u. a. antioxidativ wirkt und eine Überproduktion von Tau-Protein reduzieren kann. Tatsächlich konnte man mit Präparaten aus den drei Pflanzen positive Wirkungen bei einigen Gruppen von Alzheimer-Patienten sehen. Bis es die Pflanzen als Medikament gibt, verwenden Sie Salbei und Rosmarin als Gewürze und trinken Sie gelegentlich Melissentee!

Demenz vorbeugen

Im Folgenden finden Sie eine Zusammenfassung der besten Tipps, um Demenz vorzubeugen (»Demenz natürlich behandeln«, s. Anhang, Quellen):

Achtsamkeit: Verschiedene Studien zur Demenz zeigten, dass pflichtbewusste, geistig aktive, hagere Menschen seltener an Demenz erkranken.

Folgende Übungen helfen nicht nur bei Demenz, sie verbessern die Gedächtnisfunktionen generell:

- Rückwärtsübungen: Nicht nur das Rückwärtsgehen ist eine gute Übung, auch sich an seinen Tagesablauf »rückwärts« zu erinnern oder Gedichte rückwärts aufzusagen, fördern das Gedächtnis enorm! Das gilt für Kinder ebenso wie für ältere Erwachsene.
- Schreiben: Tägliche Übungen, z. B. mit der linken Hand zu schreiben, eine andere Handschrift zu trainieren und die Schriftform zu variieren – ob kunstvoll, nüchtern in Blockschrift, schräg etc. oder sogar mit den Füßen, fördert die Fähigkeit, im Alter flexibel zu bleiben und im Alltag besser auf Veränderungen reagieren zu können. Damit die Übung gelingt, muss man nur willentlich aktiv bleiben.

Anregungen: Unser Gehirn braucht »Futter«, um auf Dauer arbeiten zu können. Geistige, sinnliche Gefühlseindrücke und Impulse sorgen dafür, dass unsere Denkzentrale nicht nachlässt. Wer in fortgeschrittenem Alter nicht so recht weiß, wie er sein Gehirn am besten beschäftigt, findet Möglichkeiten und Anregungen z. B. in Seniorenzentren oder Volkshochschulen. Höheres Alter ist schließlich kein Grund, dass das Gehirn nicht noch etwas Neues lernen kann – ein Musikinstrument zu spielen vielleicht? Es geht vielleicht nicht so schnell wie bei einem Kind, dafür hat man mehr Zeit.

Für die Art des Denkens, die man auf diese Weise übt, gibt es einen Fachausdruck: »flüssige Intelligenz«. Mit ihrer Hilfe können wir uns besser orientieren und uns leichter auf neue Situationen und anstehende Herausforderungen einstellen.

Arbeit und Aufgaben: Mit der Rente oder der Pensionierung fehlen plötzlich der geregelte Tagesablauf, die Aufgaben, die Gespräche mit Kollegen – manche fallen dadurch quasi in ein tiefes Loch. Doch damit unser an ständiges Tun und Machen gewöhntes Gehirn keinen Schaden nimmt, sollten wir uns eine neue Aufgabe suchen, sei es, dass man sich um die Hausaufgaben der Enkel kümmert oder als »Leihoma« oder »Leihopa« hilft. Mehr dazu finden Sie in Kap. IX. 12: Hilfe aus der Einsamkeit.

Begeisterung: Ein geliebtes Hobby, ein Haustier oder auch eine spezielle Sportart, ein Garten – alles, was einen begeistert und was man gerne macht, hält jung. Wir vergessen die Zeit und tanken neue Kräfte.

Wichtig sind Begeisterung und das Gefühl, dass das, was man tut, bedeutsam für einen selbst ist, dass es sich lohnt, Einsatz zu zeigen und sich zu engagieren. Alles, was Sie brauchen, sind Neugierde und Experimentierfreude, Lust, etwas Neues anzufangen und Probleme zu lösen. Wird das auch vom Umfeld anerkannt – perfekt! In aktiven Gehirnregionen blitzen Nervenimpulse auf, werden weitergeleitet und es entstehen neue Verbindungen und Bahnen, die sich vergrößern, je häufiger und intensiver man sie nutzt. Die sogenannte Plastizität des Gehirns besteht im Wachstum der Enden der Nervenzellen, sie rücken gleichsam näher zusammen und dadurch können Impulse leichter von einer Nervenzelle auf die nächste überspringen.

Allein durch Begeisterung für eine Tätigkeit können wir Einfluss auf die innere Struktur unseres Gehirns nehmen. Erst wenn wir etwas mit Begeisterung tun, wenn wir emotional beteiligt und engagiert sind, wenn uns etwas »unter die Haut« geht, erst dann werden die entsprechenden Neurotransmitter wie z. B. Dopamin ausgeschüttet, Nervenenden wachsen und bilden neue Kontakte. Der eigene Antrieb oder die Inspiration durch jemand anderen, ein wacher Blick und leuchtende Augen sind wichtig.

Um es mit den Worten von Prof. Dr. Hüther zu formulieren: »Begeisterung ist Dünger fürs Gehirn.«[13]

Bewegung: Bewegung senkt das Risiko, an Alzheimer zu erkranken. Spazieren gehen, Nordic Walking oder Tanzen, am besten in der Gruppe, sorgen für Sauerstoff, mobile Gelenke und helfen, neue Bekannte und Freunde zu finden.

Bildung: Forscher der Uni von Montpellier, Südfrankreich, werteten Daten von über 1.400 Menschen über 65 aus. Zuerst wurden Tests zur Leistungsfähigkeit des Gehirns gemacht, die 2, 4 und 7 Jahre später wiederholt wurden. Mittels Lesetest untersuchten die Wissenschaftler die erworbene Intelligenz. Das Ergebnis: Lernen senkte das Risiko, an Demenz zu erkranken, um 18 Prozent. Die Forderung nach lebenslangem Lernen kommt also nicht von ungefähr.

Brainfood gegen das Vergessen: Studien zeigen, dass ältere Menschen, die gut mit Omega-3-Fettsäuren sowie bestimmten Vitaminen und Mineralien versorgt sind, weniger an geistigem Leistungsabfall oder Alzheimer leiden. Brainfood tut somit allen Altersklassen gut.

Im Rahmen einer sechsjährigen Studie untersuchten Wissenschaftler vom Rush University Medical Center, Chicago, an 3.800 älteren Menschen, ob sich frisches Obst und Gemüse positiv auf die Gedächtnisleistung auswirken. Die Studienteilnehmer führten Tagebuch über ihre Ernährung und absolvierten mehrere Gedächtnistests. Die Resultate waren verblüffend: »Wer drei Gemüsemahlzeiten pro Tag aß, drosselte damit den geistigen Abbau um 40 Prozent – im Vergleich zu denjenigen, die kein Gemüse konsumiert hatten«, fasste die Studienleiterin, Martha Clare Morris, zusammen.[14] Das entspricht einer Verjüngung der Gedächtnisleistung um 5 Jahre. Besonders hervor taten sich grünes Blattgemüse, also Spinat, Salat, Kohl oder Mangold. Ein weiteres interessantes Ergebnis war, dass mit zunehmendem Alter das Gedächtnis vermehrt vom Gemüseverzehr profitierte. Der Obstkonsum hatte dagegen keinen Einfluss auf die Gehirnleistung.

Computerspiel zur Erhöhung der Intelligenz: Es gibt angeblich nur ein einziges Computerspiel, das sowohl das Kurzzeitgedächtnis als auch die »flüssige Intelligenz« fördert, bzw. sogar erhöhen kann. Es heißt »dual n-back« und man findet es im Internet unter: *http://brainworkshop.sourceforge.net.* Allerdings braucht man zumindest einfache Englischkenntnisse und der Computer muss mit einem Lautsprecher ausgestattet sein, da englische Buchstaben diktiert werden. Mit täglichem Training, zumindest aber drei- bis viermal die Woche je 20 Minuten soll sogar der IQ höher werden.

Gedichte auswendig lernen? In der Schule war es nicht gerade die Lieblingsbeschäftigung, aber Gedichte auswendig zu lernen, fördert tatsächlich die Hirnleistung. Wer keine Gedichte mag, kann es mit Witzen versuchen. Da hat man schon beim Lernen Spaß, und später kann man andere zum Lachen bringen. Witzebücher und das Internet sind üppige Quellen.

Gesellschaftsspiele: Bridge und andere Kartenspiele, Schach, Dame, Mühle, Backgammon und zahlreiche weitere Brett- und Glücksspiele machen Spaß, trainieren das Gedächtnis und in der Runde der Gleichgesinnten ergeben sich bestimmt viele nette Gespräche.

Lesen statt Fernsehen: Entspannt auf der Couch einen schönen Film im Fernsehen anzuschauen oder die täglichen Nachrichten, um am Ball zu bleiben – das ist zweifellos angenehm. Lesen fordert und fördert unsere Gehirnwindungen allerdings stärker als das passive Berieseln-Lassen. Computerspiele (mit Ausnahme des weiter vorne genannten) und Fernsehen sind wahre »Nervenzellenkiller«. Prof. Beyreuther meint dazu: »Das Gehirn wird mit Reizen überflutet, man wird nicht aktiv zum Denken angeregt. Es gibt sogar Studien, die nachweisen, dass übermäßiger Fernsehkonsum mit einem erhöhten Alzheimer-Risiko einhergeht, bzw., dass unter Alzheimerpatienten besonders viele Menschen sind, die eine lange Zeit ihres Lebens vor dem Fernseher verbracht haben.«

Medikamente: Senioren nehmen oft zu viele Medikamente und noch dazu in der falschen Dosierung. Regelmäßige Kontrollen durch den Hausarzt sind daher sinnvoll und wichtig.

Musik ist ein guter Wegbegleiter: Selbst ein Instrument zu spielen, in einem Chor zu singen oder einfach gerne Musik zu hören und ein bisschen »mitzuswingen«, all das hat positive Auswirkungen auf unser Gehirn, denn Musik stimuliert Nervenwachstumsfaktoren. Und wie man weiß, erkranken Musiker kaum an Alzheimer.

Neuigkeiten steigern die Wissbegierde: Das Gehirn ist neugierig und lernt gern immer wieder etwas Neues. Bereits 2006 zeigten Magdeburger Wissenschaftler mit Kernspinaufnahmen, dass Neuigkeiten eine Hirnregion in Erregung versetzen, die bei bereits bekannten Informationen nicht reagiert. In Gedächtnistests schnitten die Probanden besser ab, wenn ihnen neben vertrauten auch neue Informationen präsentiert wurden – Wissbegierde zahlt sich also aus, denn durch neue Eindrücke wird das Gehirn gefordert und somit trainiert. Noch ein Fakt aus der Wissenschaft: Gebildete Menschen erkranken, wenn überhaupt, einige Jahre später an Alzheimer-Demenz als weniger gebildete.

Als »Neuigkeiten« betrachtet unser Gehirn auch, wenn wir fremde Länder bereisen oder eine neue Sprache lernen: Der Lohn für unsere Anstrengungen ist eine höhere geistige Beweglichkeit. Das gilt nicht nur für junge Menschen, auch wenn wir uns mit 70 ein neues Hobby zulegen, trainieren wir unser Gehirn. Ob das nun Malen, Programmieren oder Nähen ist, ist egal – solange es etwas außerhalb unserer

Routine ist. Und wer ganz klein mit dem Ausbrechen aus der Routine anfangen will, der nimmt als Rechtshänder einfach immer wieder die Zahnbürste in die linke Hand oder als Linkshänder in die rechte.

Osteoporose vorbeugen: Es scheint einen engen Zusammenhang zwischen Demenz und Osteoporose zu geben: Neue Erkenntnisse zeigten, dass, wer unter Osteoporose leidet, oft auch Demenz bekommt. Es ist also doppelt wichtig, dieser Erkrankung vorzubeugen (s. Kap. III c).

Senioren-Uni: Sie haben endlich Zeit und Muße und wollen wieder zur Uni gehen? Manche Universitätsstädte bieten eine Senioren-Uni an. Gibt es keine in Ihrer Nähe, fragen Sie in der Volkshochschule, ob diese ein ähnliches Programm bietet.

Ohne Leistungsdruck interessante Vorlesungen anzuhören, sich mit anspruchsvollen Themen auseinanderzusetzen, für die man sich immer schon interessiert hat, das ist Intelligenztraining. Fachwörter kann man heutzutage problemlos im Internet nachschauen – eine Möglichkeit, die Studenten früher nicht hatten. Auch der Umgang mit jungen Leuten kann wie ein Jungbrunnen wirken.

Soziale Kontakte – ein »Schwätzchen in Ehren« …: Isoliert und einsam zu sein, tut niemandem gut – Depressionen und geistige Funktionsbeeinträchtigungen können die Folge sein. Eine Studienreihe der psychologischen Fakultät unter Studienleiter Oscar Ybarra an der University of Michigan zeigte, dass ein kleines »Schwätzchen« das Gehirn aktiv hält. Gespräche mit Freunden erhalten ebenso die geistige Vitalität wie intellektuelle Aktivitäten, z. B. Lesen oder die Beschäftigung mit dem Computer. Die Wissenschaftler stellten fest, dass gesellige Aktivitäten das Gedächtnis verbesserten, und zwar unabhängig vom Alter der Studienteilnehmer. Gute

Kontakte zu Verwandten und gemeinsame Unternehmungen mit Menschen, die man schätzt, fördern das Wohlbefinden, heben die Stimmung, wirken Depressionen und Vergesslichkeit entgegen. Insbesondere ältere Menschen mit einem reichen Sozialleben bleiben auf Dauer geistig leistungsfähiger.

Stress: Ständige Überlastung schadet der Gesundheit, Erholungsphasen sind daher wichtig. Wenn Sie nicht genau wissen, wie Sie diese gestalten sollen – es gibt gute Bücher und Volkshochschulkurse zu diesem Thema.

Zeitung lesen: Wer morgens Zeitung liest, schlägt mehrere Fliegen mit einer Klappe: Es regt viele Gehirnareale an, man ist über das Tagesgeschehen informiert und kann mit anderen darüber reden. Lesen ist sogar anspruchsvoller als Sprechen, und es bilden sich ständig neue Schaltkreise im Gehirn.

Wenn Sie noch mehr über Demenz und seine verschiedenen Ausprägungen sowie Vorbeugungs- sowie Behandlungsmöglichkeiten wissen wollen, finden Sie dies in »Demenz natürlich behandeln – Das können Sie selbst tun – So helfen Sie als Angehöriger« (s. Anhang, Quellen).

GEHEIMNIS V

ANTI-AGING AUCH FÜR DAS AUSSEHEN

Das Aussehen spielt in unserer Gesellschaft eine große Rolle – egal, ob das von Produkten oder Menschen. Eine Untersuchung der »London School of Economics«[15] zeigte, dass gutaussehende Menschen für intelligenter sowie sympathischer gehalten werden, was ihnen mitunter sogar im Straffall ein milderes Gerichtsurteil verschafft. Um jünger auszusehen, tun vor allem Frauen fast alles.

Wird man älter, werden Kollagen- und Elastinfasern abgebaut. Äußere Faktoren wie Sonne, Rauchen und Luftverschmutzung setzen die Haut oxidativem Stress aus und lassen sie schneller altern.

Vitamine für eine schöne Haut

Vitamine sind auch für die Haut wichtig – mit der Nahrung zugeführt und nicht mit Pflegeprodukten.

Ist unser Körper ausreichend mit Vitaminen und anderen Nährstoffen (Mineralstoffe, sekundäre Pflanzenstoffe …) versorgt, sehen in der Regel auch unsere Haut, Haare und Nägel gut aus. Haben wir jedoch Ernährungsdefizite, sind Haut und Schleimhäute der perfekte Indikator für eine Änderung. Für die Haut sind insbesondere folgende Vitamine wichtig:

Vitamin A und seine Vorstufe Provitamin A sind ein Schutzschild und beeinflussen die Funktion von Zellen des Immunsystems in der Haut. Liegt ein Mangel vor, zeigt sich dieser in trockener Haut mit braunen Flecken sowie verminderten Schweiß- und Talgdrüsenabsonderungen. Die Nägel sind dünn, brüchig und haben Längs- und Querfurchen. Dazu kann leichter Haarausfall kommen, zumeist hat der jedoch andere Ursachen (z. B. Eisenmangel). Provitamin A speichert der Körper im Unterhautfettgewebe und wandelt es bei Bedarf in das aktive Vitamin A um.

Größere Mengen beider Vitamine sind in Leber, Leberwurst, Aprikosen, Möhren und Pfifferlingen enthalten.

Riboflavin (*Vitamin B2)* brauchen wir für den Aufbau von Haut und Schleimhäuten, ein leichter Mangel (der bei uns eher selten vorkommt) hat glanzlose und brüchige Fingernägel zur Folge.

Viel Riboflavin finden Sie in Hefe, Innereien, Steinpilzen und Pfifferlingen sowie Weizenkeimlingen.

Vitamin B1 (Thiamin, Näheres s. Teil II 2. Vitamine) kann möglicherweise bei Hautschuppen und Haarausfall helfen bzw. die Heilung unterstützen.

Folsäure (B9): Diesem Vitamin (s. Teil II 2. Vitamine) sagt man verjüngende Eigenschaften nach. B-Vitamine insgesamt, allen voran Vitamin B2, B6, B12 und Folsäure, unterstützen die Haut bei der Erneuerung.

Vitamin E kann – insbesondere in Kombination mit *Vitamin C* – der übermäßigen Einlagerung von Melanin in die Haut entgegenwirken; Altersflecken werden vermieden oder sind zumindest weniger stark ausgeprägt. Was Vitamin E sonst noch für die Haut tut:

- Glättung der Oberfläche der Haut
- Die Hornschicht bleibt eher feucht.
- Antientzündliche Wirkung
- Verminderung der UV-Strahlenschäden durch die Sonne
- Verminderung des Angriffs freier Radikale auf bestimmte Fettsäuren.

Viel davon findet man in Weizenkeimöl, Sonnenblumenkernen, Traubenkernöl, Kürbiskernen, Haselnüssen und Mandeln sowie Weizenkeimlingen.

Vitamin C (Ascorbinsäure): Vitamin C fördert die Neubildung von hautstraffendem Kollagen und hemmt die Entstehung von Altersflecken. Viel davon steckt in roher, roter Paprika, Tomaten, Kiwis, Erdbeeren und Orangen.

Gute Ernährung, wie Sie in Teil II dieses Buches beschrieben wird, verhindert in der Regel einen Vitaminmangel, sorgt dafür, dass Haut, Haare und Nägel gut aussehen und ein vorzeitiges Altern unterbleibt. Mithilfe der Tipps in diesem Buch sollte es problemlos möglich sein, sich auf natürliche Art und Weise ausreichend mit Vitaminen zu versorgen und damit die Basis für ein gutes Aussehen zu schaffen.

Mineralstoffe für Haut und Haar

Haut und Haar sehen schöner aus (und sind gesünder), wenn die Versorgung mit Mineralstoffen optimal ist.

Hat der Körper ausreichend Eisen und Jod zur Verfügung, sieht die Haut strahlend aus und ist geschmeidig. Kalzium hilft, die Knochen fest und gesund zu erhalten und sorgt für schöne Fingernägel. Ohne Zink und Kupfer wären unsere Haare stumpf und strähnig. Eine gesunde, mineralstoffreiche Ernährung sorgt für Glanz und Spannkraft.

Sogar Eisen hat für die Schönheit eine Bedeutung: Schmerzende Risse in den Mundwinkeln? Brüchige Fingernägel? Haarausfall? Ständiges Jucken? Dahinter kann Eisenmangel stecken.

Da ein Zuwenig an Eisen jedoch ebenso ungesund ist wie ein Zuviel, sollte der Arzt mit einem Bluttest feststellen, ob wir genug oder ungenügend Eisen haben. Im Falle eines Mangels kann man diesen mit eisenreichen Lebensmitteln (z. B. Muskelfleisch, Bierhefe, Kakao, Sesam, Sonnenblumen- und Kürbiskerne – pflanzliche Produkte immer mit Vitamin C gemeinsam essen) reduzieren.

Selen: Selen (s. a. Kapitel II. 2) spielt eine wichtige Rolle beim Schutz vor dem UV-Licht der Sonne. Viel davon steckt in Sesamsamen und Kokosnuss.

Zink: Zink (s. Kapitel III. b) wird seit Langem bei Hautkrankheiten, Hautrötungen und zur Wundheilung eingesetzt. Mütter wissen, dass zinkhaltige Cremes nahezu ein Wundermittel gegen wunde Babypopos sind. Der Mineralstoff hilft der Haut in ihrer Funktion als Barriere gegenüber Krankheitserregern.

Bei Zinkmangel wachsen unsere Haare langsamer, sie werden dünner und können verstärkt ausfallen. Diese Probleme kann man in der Regel recht schnell mit vermehrter Zinkzufuhr lösen.

Wird der Zinkmangel länger als 4 Wochen nicht behoben, zeigen sich querverlaufende Rillen in den Fingernägeln, die sogenannten Beau-Linien, die von weißen Bändern begleitet sein können. Sie verschwinden bei Zinkeinnahme nicht sofort, da sie erst herauswachsen müssen.

Beseitigt man den Zinkmangel nicht, kann er im schlimmsten Fall zur Ablösung der Nagelplatte vom Nagelbett führen.

Silizium sorgt für Spannkraft im Haar: Die Einnahme von Silizium kann die Dicke und die Spannkraft der Haut sowie die Beschaffenheit brüchiger Nägel und Haare verbessern. Viel davon steckt in Haferflocken und Gerstenkörnern sowie Hirse.

Kosmetik, wenn man älter wird

Wenn man älter wird, verliert die Haut die Fähigkeit, Feuchtigkeit zu binden, und der Gehalt an mehrfach ungesättigten Fettsäuren in der Kittsubstanz der Oberhaut nimmt ab. Cremes für die reife Haut, die ausreichend Fett und Feuchtigkeit liefern, können das bis zu einem gewissen Grad ausgleichen. In der obersten Hautschicht sind die Effekte durchaus sichtbar: Minifältchen werden deutlich gemildert. Ohne Hilfe von außen kann die Haut schuppig und müde wirken.

Tiefe Falten kann man mit Cremes allerdings nicht glätten – auch wenn sie diese Wirkung versprechen.

Was gegen Falten wirkt:

- *Vitamin A:* Tatsächlich können Hautpflegemittel, die Vitamin A (Retinol) und seine Abkömmlinge Retinylpalmitat und Retinaldyhd enthalten, der Hautalterung entgegenwirken. Das allgemeine Hautbild verbessert sich, da sich unregelmäßige Pigmentierungen angleichen, feine und mittlere Falten messbar und sichtbar weniger tief sind, und die Haut feiner ist. Zusätzlich wird die Neubildung von Kollagen angeregt und dessen Abbau vermindert. So wird die Haut insgesamt elastischer und sieht glatter aus. Am besten eignen sich Konzentrationen um 0,5 Prozent.
- *Alpha-Liponsäure* gehört zu den Antioxidantien und wird vom Körper selbst gebildet. Allerdings findet man die Substanz nicht in der Haut. Trägt man sie in einer Cremegrundlage auf, kann sich die Faltentiefe messbar verringern und die Hautspannung verbessern.
- Dasselbe kann *Pal-KTTS*. Ein kleines Eiweiß mit dem unaussprechlichen Namen Palmitoyl-Lysin-Serin (abgekürzt pal-KTTS) verringert die Faltentiefe und verbessert die Hautspannung.
- Einige Hautpflegemittel enthalten Glycerin. Die Substanz zieht Wasser an, daher wirkt die Hautoberfläche kurz nach dem Auftragen geglättet.

Welche Ernährung ist gut für die Haut?

Da die Ernährung der Haut von innen geschieht, merkt es Ihre Haut sehr wohl, ob Sie vitaminreich und chemiearm essen. Dagegen gibt es eine Ernährung von außen mithilfe von Cremes etc. trotz anderslautender Versprechungen nicht.

Alterungsvorgänge finden vorwiegend in den unteren Hautschichten statt, wo sich die elastischen Fasern, die Talg- und Schweißdrüsen befinden. Kollagen und Elastin werden dann weniger – doch genau sie verleihen der Haut Spannkraft und Elastizität.

Alt wird die Haut, wenn verbrauchte Zellen nicht mehr durch neue ersetzt und beschädigte Bereiche nicht mehr repariert werden. Dann wird die Haut dünner und Falten entstehen. Die Hautzellen erneuern sich langsamer. Das straffende Kollagen wird weniger, wodurch die Haut merkbar an Dichte verliert.

Die Haut wird schlechter durchblutet. Die Talg- und Schweißdrüsen fahren ihre Produktion zurück – was immerhin den Vorteil hat, dass man kaum noch Pickel bekommt. Vor allem Proteine, die die Struktur und Elastizität der Haut deutlich bestimmen, werden verstärkt abgebaut. Eine weitere Ursache für Falten ist, dass wasserspeichernde Substanzen in alternder Haut in geringerer Menge als früher vorhanden sind. Entsprechend nimmt die Dicke der Haut ab, das Gewebe verliert Wasser. Beschleunigt wird dieser Effekt durch Rauchen und UV-Strahlung. Um die Hautalterung nicht zu beschleunigen, kann man auch mit der Ernährung nachhelfen. Mit ihrer Hilfe führt man der Haut auf dem Blutweg Vitamine und andere Nährstoffe zu, die ihr helfen, jung und gesund auszusehen. Pausen und ausreichend Schlaf entspannen die kleinen Muskeln, die für unsere Mimik verantwortlich sind.

Vor dem Zubettgehen sollte man auf alle Fälle das Gesicht mit einem entsprechenden Produkt gründlich reinigen. Auf diese Weise entfernt man die Schadstoffe, die sich tagsüber in die feinen Poren der Haut legen. Im Anschluss daran trägt man am besten eine zum Hauttyp passende Pflegecreme auf. Morgens genügt in der Regel ein mildes Reinigungsprodukt für das Gesicht. Anschließend eine gute Feuchtigkeitscreme auftragen, die feine Linien glättet und die Haut praller aussehen lässt.

Können wir so jung aussehen wie manche Prominente?

Schauspielerinnen sehen manchmal jünger aus, als es in ihrem Pass steht. Und es ist nicht immer eine Schönheitsoperation, die ihnen dazu verhilft.

Tönen oder färben Sie Ihre Haare, bevorzugen Sie Farben wie ein sanftes Blond oder ein helles Braun. Schwarz oder Platinblond wirken bei den meisten zu hart. Dasselbe gilt auch für Ihre Kleidung: Pastelltöne und fließende Stoffe schmeicheln. Und flirten Sie doch gelegentlich, wenn Sie nicht ohnehin mit Ihrer großen Liebe vereint sind – beides soll Wunder wirken!

Strahlt man Lebensfreude aus, nimmt vieles gelassen und kennt ein paar kleine Tricks, sieht man auf alle Fälle flott und jung aus – auch ohne Operationen.

Strahlend schöne Haut

Für eine rosig durchblutete Haut sorgt ein wöchentliches Peeling. Es trägt abgestorbene Hautzellen ab und glättet so raue Stellen. Dafür kann man eine Mischung aus 2 EL Sahne und 1 EL Rohrzucker verwenden. Diese trägt man auf die Haut auf, massiert 10 Minuten lang und spült sie dann mit warmem Wasser ab.

Eine tägliche kleine Yoga-Übung soll gegen schlaffe Gesichtskonturen helfen[16]:

Dafür auf die Fersen setzen, die Hände auf die Oberschenkel legen und diese mit gespreizten Fingern nach vorn gleiten lassen, bis sie den Boden berühren. Anschließend den ganzen Körper nach vorn beugen, Po anheben und die Arme strecken, aufrichten. Nun öffnet man die Augen weit und streckt die Zunge so weit heraus, bis sie das Kinn berührt. Diese Stellung etwa zehn Sekunden beibehalten, dann wieder auf die Fersen sitzen und entspannen. Diese Übung am besten mindestens fünfmal wiederholen.

Für eine bessere Aufnahme der pflegenden Inhaltsstoffe Ihrer Creme zwei- bis dreimal pro Woche heiße Kompressen aufs Gesicht legen. Dafür ein paar Tropfen Orangenblütenöl in heißes Wasser geben, ein kleines Handtuch eintauchen, auswringen und aufs Gesicht legen. Nach etwa 20 Sekunden wieder abnehmen und den Vorgang wiederholen. Anschließend das Gesicht vorsichtig trocken tupfen und Ihre gewohnte Pflegecreme auftragen.[17]

Für eine strahlende Augenpartie sorgen2 Wattepads mit Augentrost (aus der Apotheke): Gleich nach dem Aufstehen 5 Minuten auf die Augen legen.

Für eine intensive Wirkstoffzufuhr sorgen Masken, die man auch selbst machen kann. Sie können z. B. 2 EL Pfirsichkernöl und 1 Eigelb verrühren, einen Spritzer Zitronensaft hinzufügen und diese Masse mit einem Pinsel auf das gesäuberte Gesicht auftragen. Nach etwa 10 bis 15 Minuten mit warmem Wasser vorsichtig abwaschen.

Make-up

Zarte Pastelltöne fürs Make-up sind in fortgeschrittenem Alter definitiv besser als dick aufgetragene Farben. Verwenden Sie am besten eine pflegende Grundierung im Hautton und einen farblosen Puder. Mit einer speziellen Abdeckcreme können Sie Augenschatten verbergen. Die Haut um die Nasenflügel herum am besten etwas aufhellen, das lässt Sie frischer wirken. Für den Lippenstift wählen Sie helle Farben, dunkle Farbtöne lassen das Gesicht härter wirken und bringen die kleinen Falten rund um den Mund deutlicher zum Vorschein. Greifen Sie zu brauner statt schwarzer Wimperntusche, das sieht weniger hart aus. Auf dicke Lidstriche verzichten Sie besser, gegen ein zarten ist jedoch nichts einzuwenden. Sanfte Farben für den Lidschatten lassen die Augen strahlen.

Schönes kräftiges Haar

Zink ist gut für die Haare und wer gerne Müsli mit reichlich Milch und Haferflocken isst, hat schon für die Tagesration gesorgt. Hat Ihr Haar an Glanz und Volumen verloren, geben Sie einen Spritzer Zitronensaft in die letzte Haarspülung.

Werden die Haare dünner, hilft möglicherweise ein östrogenhaltiges Haarwasser, das der Hautarzt verschreiben kann. Auch ein Volumenshampoo hilft.

Auch die Frisur ist wichtig für ein gutes Aussehen. In fortgeschrittenem Alter sollten sie auf sehr lange Haare eher verzichten, mittellange, leicht durchgestufte Frisuren oder kurze Haare lassen Sie dagegen jünger wirken. Setzen Sie auf eine Haarfarbe, die ein wenig heller ist als Ihre ursprüngliche Haarfarbe, und peppen Sie sie mit Ton-in-Ton Strähnchen auf.

Jugendliche Haut am ganzen Körper

Für weiche Haut sorgt das gründliche Abrubbeln vor dem Duschen mit einem Sisalhandschuh. Am besten in kreisenden Bewegungen von unten nach oben, das aktiviert den Kreislauf und die Durchblutung.

Um das Gewebe zu straffen, unter der Dusche am Schluss kalt abbrausen – zumindest die Beine bis zu den Knien. Anschließend Sanddorn- oder Mandelöl in die noch leicht feuchte Haut einreiben, das hilft gegen trockene Haut, wirkt beruhigend und soll den Alterungsprozess verlangsamen.

Was Sie noch tun können

Raue, trockene Haut kann man mit Weizenkeimöl zu mehr Geschmeidigkeit verhelfen.

Juckreiz: Verwenden Sie Cremes, Lotionen und Shampoos mit Efeuextrakten. Diese können den Juckreiz lindern.

Sonnenlicht im Übermaß kann zu oxidativen Schäden in der Haut und den Augen führen. Das Tragen einer Sonnenbrille schützt die Augenlinse vor Lichtschäden, Sonnencremes bewahren die Haut davor.

GEHEIMNIS VI

BEWEGUNG UND SPORT WIRKEN WIE EIN JUNGBRUNNEN

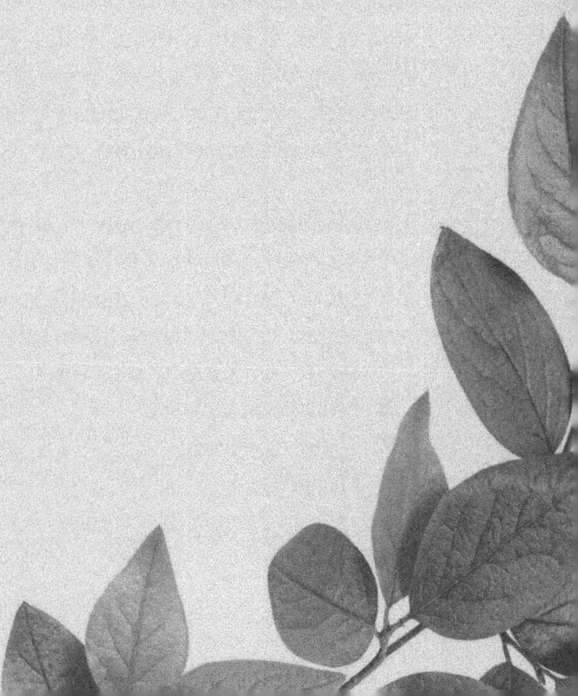

Sie kennen bestimmt das Sprichwort »Wer rastet, der rostet«. Wer also im Alter fit und gesund sein will, sollte regelmäßige Bewegung in den Alltag bringen. Außerdem haben Bewegung und Sport großen Einfluss auf unser geistiges Wohlbefinden. Sport trainiert

- das Gleichgewicht,
- die Koordination und
- die Beweglichkeit.

Verfügen wir über alle drei, können wir auch im Alter unseren Alltag selbstbestimmt und eigenständig bewältigen – das klingt doch gut, oder?

Die stoffliche Grundlage der Heilkräfte von Sport – die Myokine: Unsere Muskeln sorgen dafür, dass wir Dinge schieben, ziehen oder heben können, sie stützen unseren Körper – und sie besitzen sogar heilende Kräfte. Bewegen wir unsere Muskeln und trainieren regelmäßig ihre Kraft, produzieren sie Muskelbotenstoffe, die sogenannten *Myokine*. Sie sorgen für die Fettverbrennung, die Durchblutung der Gefäße und die Entlastung der Leber. Sie wirken auf das Herz-Kreislauf-System, den Stoffwechsel und die Dehnbarkeit von Gefäßen – und sie schützen vor Diabetes Typ 2, Osteoporose, Bluthochdruck und sogar Demenz. Ihre genaue Wirkungsweise wird noch untersucht, doch Wissenschaftler sind sich einig, dass wir die körpereigene »Apotheke« Muskel vermehrt nutzen sollten.

Durch Bewegung und Sport kann man Muskeln aufbauen. Der Körper reagiert wieder empfindlicher auf Insulin, der Blutzucker wird besser reguliert. Erstaunlicherweise erholt sich sogar die Bauchspeicheldrüse!

Sport senkt das Risiko für:

- Bluthochdruck
- Arteriosklerose
- Herzinfarkt

- Schlaganfall
- Diabetes
- Osteoporose
- Darm- sowie Brustkrebs
- Und: Er verlängert das Leben. Die Lebenserwartung steigt um 3 bis 4 Jahre, wenn man regelmäßig Sport treibt.

Wer regelmäßig trainiert, wird u. a. mit schön definierten und kräftigen Muskeln belohnt. Es wachsen mehr Muskelfasern und der Muskelquerschnitt wird größer. Muskeln verbrauchen auch im Ruhezustand Energie, d. h., der Körper baut mehr Fett ab. Sport ist auch gut für den Kreislauf und die Knochen, denn Letztere werden durch Bewegung kräftiger. Weil der Körper mehr Sauerstoff aufnimmt, verbessert sich die Sauerstoffaufnahme im Schlafzentrum des Gehirns, was wiederum für besseren Schlaf sorgt. Das Immunsystem wird stärker – und Glückshormone werden ausgeschüttet.

Sowohl aerobes Training (Ausdauersport) als auch Krafttraining senken die Spiegel des schlechten LDL-Cholesterins und der Triglyceride, der Spiegel des gesunden HDL-Cholesterins wird dagegen erhöht. Ausdauersport senkt sowohl die Blutdruckwerte als auch die Herzfrequenz in Ruhe. Dagegen wird das Schlagvolumen des Herzens erhöht.

Mit gut trainierten Muskeln, Beweglichkeit und intaktem Gleichgewichtssinn sinkt die Gefahr zu stürzen und sich böse zu verletzen.

Ist man im Alter aktiv und mobil, kann man leichter mit anderen in Kontakt bleiben. Wer einkaufen geht, zur Bank oder ins Eisgeschäft, der trifft Menschen und verliert die wichtigen sozialen Kontakte nicht.

Durch Bewegung werden Stresshormone abgebaut, wodurch wir gelassener und ausgeglichener sind und nachts besser schlafen.

Und: Es ist nie zu spät, einen aktiveren Alltag zu beginnen!

Voraussetzungen für Bewegung und Sport

Sie wollen fit und gesund bleiben und überlegen, Sport zu betreiben? Wunderbar, aber gehen Sie es langsam an und beherzigen Sie ein paar Tipps, um sich nicht zu überfordern:

Wenn Sie ungeübt sind, *vor dem Start eines Sportprogramms* zum Arzt gehen. Er überprüft Ihre Gesundheit und kann Ihnen helfen, die passende Sportart zu finden.

Fangen Sie langsam an und steigern Sie die Belastung nur schrittweise. Am Anfang kann die Unterstützung durch einen persönlichen Trainer oder einen Verein helfen, um Ihren Körper richtig an die neue Bewegung heranzuführen.

- Vermeiden Sie eine Überlastung! Nach dem Sport sollte man sich zwar »angenehm erschöpft« fühlen, mit Atemnot sollten Sie aber nicht kämpfen.
- Damit Sie sich nicht übernehmen, können Sie Ihren Puls messen. Dafür benötigen Sie eine Uhr mit Sekundenzeiger und zählen Ihren Puls entweder an der Halsschlagader oder am Handgelenk neben dem Daumenballen. Ideal ist ein Wert unter 180 Schlägen minus Lebensalter/Minute. Wenn Sie sich während der Bewegung unterhalten können, ohne außer Atem zu kommen, und nur leicht schwitzen, sind Sie im richtigen Belastungsbereich. In den ersten15 Minuten verbraucht Ihr Körper den Traubenzucker aus den Glykogenreserven, danach holt er sich die nötige Energie aus den Fettreserven.
- *Nach dem Sport erholen!* Nach jeder Sporteinheit sollten Sie sich eine Pause gönnen oder zumindest nur ein »lockeres« Training. Wenn Sie erkältet sind, Fieber oder Gliederschmerzen haben oder an einer anderen akuten Krankheit leiden, treiben Sie bitte keinen Sport. Erst wenn Sie wieder vollständig gesund sind, langsam mit dem Training beginnen. Im Zweifelsfall fragen Sie bitte Ihren Arzt.

- *Auch bei Verletzungen pausieren!* Schmerzen sind ein Warnhinweis des Körpers und sollten keinesfalls auf die leichte Schulter genommen werden: Ein Schmerzmittel einzunehmen und weiter zu trainieren, ist also keine gute Idee. Wenn auch eine leichte Belastung schmerzhaft ist, sollten Sie zum Arzt gehen. Haben Sie sich eine Verletzung zugezogen, verzichten Sie bitte auf Sport – Ihr Körper braucht Zeit und Ruhe, um die Verletzung ausheilen zu können.
- *Kleidung und Bewegung an Klima und Umgebung anpassen!* Die Kleidung sollte an Ihre Sportart, das Wetter und die Jahreszeit angepasst sein, also funktionell, atmungsaktiv, windabweisend. Ist es sehr heiß, reduzieren Sie Ihr Training oder zumindest den Belastungsgrad und trinken Sie ausreichend. Trainieren Sie im Freien in der Stadt, verlegen Sie Ihre Einheit am besten in die Morgen- oder Abendstunden.
- *Gesund essen und die richtige Menge trinken!* Was Sie am besten essen sollten, können Sie in Teil II nachlesen. Die Kalorienmenge richtet sich nach Ihrem Körpergewicht und Ihrer gewählten Sportart. Den Flüssigkeitsverlust gleichen Sie am besten durch Mineralwasser oder Fruchtschorlen aus.
- *Den Sport an Ihren Gesundheitszustand, Alter und Medikamente anpassen:* Müssen Sie Medikamente einnehmen, besprechen Sie mit Ihrem Arzt, welche Auswirkungen das auf Ihr Training haben kann. Da unser Körper je nach Tageszeit anders reagiert, muss man eventuell die Dosierung und den Einnahmezeitpunkt anpassen.
- *Kein Sport ohne Spaß:* Die jeweilige Sportart sollte Freude machen. Finden Sie heraus, ob Sie lieber allein oder in einer Gruppe trainieren. Und zwischendurch legen Sie beim Gehen einfach mal einen Zahn zu, das trainiert den Körper ebenfalls! So wirkt Bewegung auf Körper und Seele.

Durch regelmäßiges Training tragen Sie zum Muskelaufbau bei. Es wachsen mehr Muskelfasern und der Muskelquerschnitt wird größer. Gleichzeitig baut der Körper Fett ab, der Kreislauf wird angeregt und die Knochen gekräftigt.

Auch das Immunsystem wird besser. Bereits dreimal wöchentlich 30–45 Minuten zu laufen, bessert die Konzentration, Denkleistung und die Fähigkeit Entscheidungen zu treffen, da das Gehirn besser mit Traubenzucker (Glukose) versorgt wird. Ihr Körper bekommt mehr Sauerstoff.

Die richtige Sportart finden

Es gibt so viele Sportarten, dass bestimmt jeder die passende findet. Für die meisten sind folgende Sportarten geeignet:

- *Nordic Walking:* Das leichtfüßige, schnelle Gehen an der frischen Luft eignet sich besonders für Menschen mit Gelenkproblemen. Bei dieser Bewegungsart beansprucht man mehr Muskeln als bei anderen Sportarten, nämlich 70! Es kostet auch nicht viel, da man keine teure Sportkleidung benötigt, sieht man einmal von guten, stoßdämpfenden Schuhen ab, und es erfordert keine Vorübung.
- *Schwimmen:* Schwimmen ist ebenfalls eine ausgezeichnete Bewegungsart. Wenn Sie sich steigern wollen, können Sie im Schwimmbad die Bahnen zählen und versuchen, das nächste oder übernächste Mal noch eine mehr zu schwimmen. Vielleicht bietet ihr nahegelegenes Schwimmbad Aqua-Jogging oder Aqua-Gymnastik an. Meist finden Sie die Angebote im Internet.
- *Fahrradfahren:* Fahrradfahren ist so wertvoll wie Schwimmen, da es den Kreislauf fördert und den Stoffwechsel anregt. Am besten ist es, man zieht einer kraft-

betonten Fahrweise eine hohe Trittfrequenz vor, da sie Muskeln, Sehnen und Gelenke weit weniger belastet. Wenn Sie gerne Ausflüge machen und in Gemeinschaft radeln wollen, bietet der ADFC (www.adfc.de) viele unterschiedliche Touren für Einsteiger und Fortgeschrittene. Man kann sich dort auch beraten lassen, damit der fahrbare Untersatz richtig eingestellt ist. Zu Elektrofahrrädern bekommen Sie Testberichte bei der Stiftung Warentest. Mit diesen Fahrrädern verhindern Sie, sich auf dem Hinweg zu verausgaben und dann nicht mehr heimzukommen. Auch mit einem Elektrofahrrad kann man seine Leistung steigern.

Asiatische Bewegungsübungen wie *Tai-Chi oder Qigong* wirken entspannend und fördern die Konzentration. Man kann diese Methoden z. B. an Volkshochschulen lernen oder in Yoga-Zentren. Manche Krankenkassen übernehmen sogar die Kosten für die Kurse, wenn sie von qualifizierten Kursleitern durchgeführt werden – nachfragen lohnt sich.

Tanzen: Eine wunderbare Möglichkeit, Sport mit seinem Partner zu betreiben, es geht aber auch allein – mit Zumba z. B. Viele Organisationen wie Sportvereine, Tanzschulen, Fitnesscenter etc. bieten Kurse und Mitmachveranstaltungen an.

Sport soll Spaß machen, sonst gibt man bald wieder auf. Tut Ihre Sportart das nicht, suchen Sie sich eine andere. Verabredungen mit Gleichgesinnten können eine Motivation sein, damit man dran bleibt, beispielsweise ein Walking-Treff.

Starten Sie am besten mit 3.000 bis 5.000 Schritten, das gilt als mäßige Bewegungsaktivität.

Kurze Gehstrecken bewirken für sich genommen nicht viel, aber im Lauf des Tages kommt doch einiges zusammen.

Verwenden Sie einen Schrittzähler, um Ihren Ehrgeiz anzuspornen. Er kostet nicht viel und ist nicht größer als eine Armbanduhr. Man befestigt ihn am Gürtel oder steckt ihn in die Tasche und er zählt die erledigten Schritte mit Hilfe eines Sensors. Da die Schrittlänge von Mensch zu Mensch unterschiedlich ist, muss das Gerät geeicht werden. Es gibt auch spezielle Geräte, die nach Eingabe des Körpergewichts die benötigten Kalorien und die verbrannte Fettmenge anzeigen.

Studien zeigten, dass diese kleinen Messinstrumente sehr sinnvoll sind: Diejenigen, die sie trugen, gingen öfter zu Fuß oder abends nochmal raus, wenn sie sahen, dass sie untertags zu wenig Schritte gegangen sind.

Wenn Sie sich kein zusätzliches Gerät kaufen wollen, geht es auch ohne Instrument: Durchschnittlich legt man in einer halben Stunde bei normalem Tempo etwa 3.000 bis 4.000 Schritte zurück, das entspricht etwa 2,5 Kilometern. Wenn Sie das geschafft haben, versuchen Sie sich zu steigern – Ihrer Muskulatur und den Knochen zuliebe. Erreicht man schließlich 10.000 Schritte pro Tag, kann man stolz auf sich sein!

Regelmäßige Bewegung sorgt für eine positive Körperwahrnehmung und steigert das Selbstvertrauen. Damit werden auch die Lebenslust und die Lebensqualität erhöht.

Der gesundheitliche Nutzen ergibt sich aus Form, Dauer und Intensität der Bewegung. Zusätzlich zu ausdauernden Bewegungen wie z. B. Gehen, ist ein maßvolles Krafttraining, das alle Muskelgruppen umfassen sollte, wichtig. Auch das Training von Beweglichkeit und Balance sollte nicht außer Acht gelassen werden. Am besten gestaltet man seinen Alltag aktiver: Benutzen Sie die Treppe statt des Aufzugs, erledigen Sie Ihren (kleineren) Einkauf zu Fuß oder gehen Sie eine Station, statt den Bus zu benutzen. Schonende, regelmäßige Bewegung hilft, bereits bestehende Krankheiten oder Beschwerden zu lindern und fördert den Heilungsprozess.

Mit 70 ins Fitnessstudio?

Nicht nur Sportvereine, auch immer mehr Fitnessstudios bieten spezielle Kurse für Senioren an. Die Anforderungen, egal ob bei Aerobic, Gymnastik oder Krafttraining mit Geräten, sind gezielt an die Leistungsfähigkeit älterer Menschen angepasst.

Wer gerne zu Hause trainiert, kann sich spezielle Fitnessgeräte anschaffen: Crosstrainer, Laufband, Rudergerät, Stepper, Fahrrad-Heimtrainer, Kraftstationen – mittlerweile gibt es viele Geräte, die wenig Platz brauchen und sich nach dem Training einfach zusammenklappen lassen. Sinnvoll ist die Kombination eines Kraft- und eines Ausdauergerätes.

Es gab hierzu eine interessante Untersuchung, einen Fitnesscheck zwischen 2 Personen[18]: Kimberly, 24 Jahre, ohne sportliche Aktivitäten, trat gegen die 62-jährige Dagmar an, die dreimal die Woche im Fitnessstudio trainierte. Die Tests zeigten, dass wir das Tempo, wie schnell wir biologisch altern, zum Großteil selbst bestimmen – und Sport spielt dabei eine größere Rolle, als wir vielleicht ahnen. Unsere Gene sind zu 30 Prozent dafür verantwortlich, wie wir altern – vor allem wie schnell. 70 Prozent hängen von anderen Faktoren ab wie z. B. Bewegung.

Wie oft sollte man trainieren?

Die tägliche Bewegung im Alltag ist die Grundlage. Außer dem Alltagsprogramm empfiehlt sich dreimal wöchentlich je zumindest eine halbe Stunde Sport. Wenn Sie bislang nicht sportlich aktiv waren, beginnen Sie am besten mit 10 Minuten täglich und steigern sich wöchentlich, bis Sie an 3 bis 4 Tagen 30 Minuten aktiv sind, besser wären 5 bis 6 Tage. Oder Sie steigern Ihr Sportpensum an 3 Tagen auf 45 Minuten.

Die positive Wirkung von Sport hält bis zu 72 Stunden nach dem Training an. Spätestens danach sollte man sich wieder ordentlich bewegen. Setzt man 2 oder 3 Wochen aus, geht die gewonnene Kraft zum Teil wieder verloren. Wenn es Ihnen schwerfällt, Ihren inneren Schweinehund zu überwinden, ein kleiner Tipp: Kaufen Sie sich eine Sportuhr, die Sie ständig an Ihren Bewegungsumfang (Gehen, Stehen, Laufen) erinnert.

Bewegung sollte Spaß machen: Das Intervalltraining

Mithilfe des Intervalltrainings sollen der Stoffwechsel angekurbelt und der Fettabbau gefördert werden. Gekennzeichnet ist es durch abwechselnde Belastungs- und Erholungsphasen (Intervalle). Während der Erholungsphasen kann man sich allerdings nicht komplett erholen, dadurch entsteht ein starker Trainingsreiz und man verbessert die Bewegungsabläufe.

Diese Sportvariante ist eine zeiteffiziente und effektive Trainingsmethode: Man kann mit kurzen, aber intensiven Belastungsphasen (z. B. 30 Sekunden) im Wechsel mit kurzen Erholungsphasen (z. B. 4 Minuten) dieselben Ergebnisse erzielen wie mit einem 90- bis 120-minütigen traditionellen Ausdauertraining bei geringerer Intensität.

Bewiesen wurde das im Rahmen einer Untersuchung mithilfe eines Fahrradergometers. Die Teilnehmer wärmten sich 2 Minuten bei 50 Watt auf und traten anschließend 20 Sekunden lang unter maximaler Belastung (500 Watt) in die Pedale eines Fahrradergometers. Anschließend folgten 2 Minuten gemächliches Radeln (50 Watt).

Die 20-sekündige Anstrengung wiederholte man noch zweimal mit einer jeweils anschließenden zweiminütige Erholungsphase. Nach dem letzten (dritten) Sprint traten die Versuchsteilnehmer drei Minuten bei 50 Watt in die Pedale. Man trainierte auf einmal also nur ganze 10 Minuten.

Die Kontrollgruppe, die 12 Wochen genauer untersucht wurde, absolvierte ein traditionelles Training bei mäßiger Intensität. Diese traten dreimal wöchentlich 45 Minuten in die Ergometerpedale. Die Herzfrequenz sollte 70 Prozent des Maximums sein. Auch die Kontrollgruppe absolvierte eine Aufwärm- und eine Abkühlphase, wodurch die Trainingseinheit insgesamt 50 Minuten lang war. Eine weitere Gruppe trainierte nicht.

Schließlich stellte man nach einem Vierteljahr fest, dass das kurze, intensive Sprinttraining die Herzgesundheit ebenso förderte wie das längere traditionelle Training. Sogar die Insulinsensitivität wurde erhöht. Damit war das Intervalltraining genauso effektiv wie das konventionelle Training.

GEHEIMNIS VII

SCHLAF ALS LEBENSELIXIER

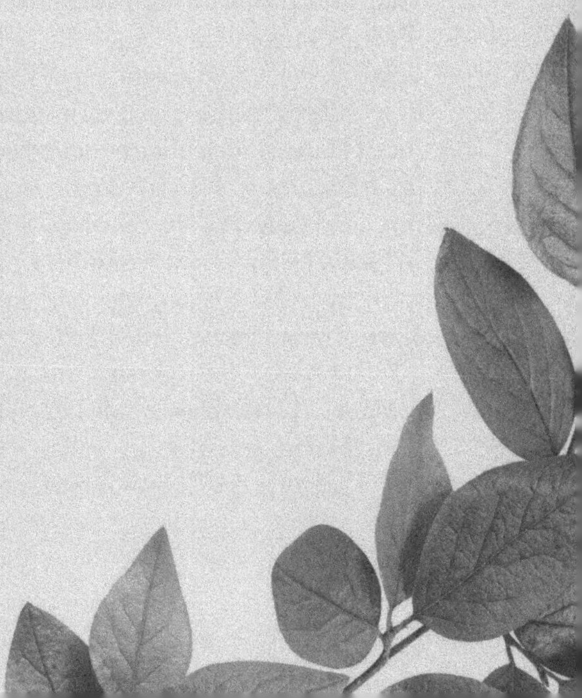

5 bis 35 Prozent aller Menschen leiden unter Schlafproblemen, wobei ältere Personen und Frauen öfter betroffen sind. Auslöser sind oft körperliche Inaktivität, Nervosität, Unzufriedenheit, psychiatrische oder körperliche Erkrankungen, Drogenabhängigkeit und Depressionen.

Zum Arzt sollte man gehen, wenn die Schlafstörungen länger als 4 Wochen andauern oder zusätzlich Herzrasen, Atemnot oder Schweißausbrüche auftreten.

Hat man die Ursache herausgefunden, sollte sie nach Möglichkeit beseitigt werden. Schlafmittel sollte man vermeiden, da sie – je nach Präparat – abhängig machen können. Falls es nicht anders geht, fragen Sie Ihren Arzt nach einem Mittel, das nicht abhängig macht.

Schlafmangel beeinträchtigt unsere Nerven und man altert schneller. Schlaf ist entgegen früherer Ansicht kein passiver, sondern ein aktiver Prozess: Der Stoffwechsel ist zwar reduziert und die Körpertemperatur ist geringer, aber die Reparaturmechanismen arbeiten auf Hochtouren. Unsere Denkzentrale braucht im Schlaf sogar zeitweilig mehr Energie als im Wachzustand. Auch die Hormone sind aktiv. Sie sorgen dafür, dass sich die Haut regeneriert, sich Muskeln und Knochendichte aufbauen und das Immunsystem neue Energie tanken kann. Auch die freien Radikale werden bekämpft: Anti-Aging während des Schlafs.

Außerdem dient er der Festigung von Gedächtnisinhalten. Offensichtlich braucht man die nächtliche Ruhe, um am Tag Erlebtes wieder zu aktivieren und besser im Gedächtnis zu verankern. Verschiedene Schlafphasen haben unterschiedliche Funktionen. Sinnliche und motorische Erfahrungen sowie Fähigkeiten speichert man während der nächtlichen Traumphasen, REM-Schlaf genannt, ab. Fakten und »Schulwissen« im weitesten Sinne werden während der sogenannten Deltaphasen, also den ersten Stunden nach dem Einschlafen, gefestigt.

Im Laufe des Tages sammelt das Gehirn Informationen

und legt sie im Hippocampus, einem Teil des Gehirns, ab. Während des Tiefschlafs holt das Gehirn die Erinnerungen des vorherigen Tages wieder hervor, legt sie in der Hirnrinde ab und verankert sie so im Gedächtnis. Unwichtige Nervenverknüpfungen verschwinden. Schläft man zu wenig, werden nicht nur die Gedächtnisleistungen reduziert, man ist auch unkonzentrierter. Etwa 7 bis 9 Stunden Schlaf benötigt man als Erwachsener.

Man kann nach einer Schlafpause auch Probleme besser lösen. Aber was soll man tun, wenn man nicht schlafen kann?

Was hilft beim Ein- und Durchschlafen?

Kann man schlecht einschlafen, hilft vielleicht ein Bad: 10 bis 20 Minuten bei 35 bis 38 Grad im Badewasser machen so richtig müde. Kräuterzusätze helfen zusätzlich: Melisse, Hopfen, Lavendel oder Heublumen sind hier die richtige Wahl. Sie entspannen und erleichtern so das Einschlafen.

Liegt man nachts noch lange wach, bevor man endlich in Morpheus‘ Arme sinkt, sollte man nach einer Viertelstunde raus aus dem Bett, lesen, Musik hören, bügeln oder ähnliche Tätigkeiten verrichten, die müde machen. Zurück ins Bett sollte man erst, wenn die Augenlider schwer werden.

Passiert Ihnen das öfter, sollten Sie über Ihr Abendbrot nachdenken: Nach 18 Uhr sollte man nichts Fettes, Scharfes, Blähendes bzw. schwer Verdauliches wie Rohkost, Salat oder Müsli essen. Ein anschließender Verdauungsspaziergang hilft möglicherweise ebenfalls.

Versuchen Sie es doch einmal mit einem Lavendelkissen im Bett. Es soll beruhigen und gut einschlafen lassen.

Folgendes sollte man zusätzlich beim Ein- und/oder Durchschlafen beachten:

- Alkohol, Nikotin und Koffein sind tabu, wenn man Schlafprobleme hat. Insbesondere Alkohol, der zuerst entspannend wirkt, lässt später schlechter durchschlafen.
- Manchen helfen Lebensmittel, die den Eiweißbaustein Tryptophan enthalten. Dieser Lebensmittelinhaltsstoff soll bei Schlafstörungen helfen und als Beruhigungsmittel wirken. Sie können entsprechende Präparate sogar rezeptfrei in Apotheken erhalten. Nur in der Schweiz und Österreich ist Tryptophan rezeptpflichtig, obwohl man es kaum überdosieren kann, da es bei höheren Konzentrationen vom Körper wieder abgebaut wird. Dennoch ist es nicht leicht, die ideale Dosierung zu finden. Fragen Sie am besten Ihren Arzt.
- Sie können es auch mit Lebensmitteln versuchen, die viel Tryptophan enthalten, wie Parmesan, Emmentaler sowie Cashewnüsse.
- Wollen Sie lieber alte Hausmittel probieren? Dann halten Sie die Füße warm, trinken Sie heiße oder warme Milch mit Mandelmus bzw. Honig und nehmen sie vor dem Schlafengehen ein Bad mit Melissen-, Fichtennadel- oder Lavendelzusatz. Man kann die Wirkung der Milchmischung sogar biochemisch erklären: Die süßen Stoffe des Honigs bewirken eine Insulinausscheidung. Infolgedessen wird das Tryptophan der Milch aus dem Blut ins Gehirn befördert. In unserer Denkzentrale entsteht daraus Serotonin, das schlaffördernd und entspannend wirkt.

Aromatherapie hilft, ohne abhängig zu machen

»Aromatherapie« bedeutet, dass man versucht, mit der Hilfe ätherischer Öle das Einschlafen zu fördern. Dazu gibt man einige Tropfen in die Wasserschale einer Aroma- oder Duftlampe und zündet das darunter befindliche Teelicht an. Durch die entstehende Wärme verdampft das Wasser und gibt das Aromaöl an die Raumluft ab. Sie können aber auch einen Diffusor oder einen Duftstein verwenden. Über Ihren Geruchssinn gelangt der Duft ins limbische System. Dieser Gehirnbereich dient als Verbindungsstelle zwischen Seele und Körper. In ihm werden Gefühle verarbeitet. Ausschließlich das Riechsystem hat eine direkte Verbindung zu diesem System. Dort entstehen auch Gefühle wie Angst und Freude. Auf diese Weise können Düfte besänftigen, entspannen und die Stimmung aufhellen, was wiederum einen guten Schlaf begünstigt. Außerdem werden die eingeatmeten Öle durch die Schleimhaut ins Blut aufgenommen und beeinflussen auf diesem Wege Funktionen und Organe im Körper. Zum Beispiel macht das ätherische Öl von frisch gepflückten Hopfenzapfen müde und fördert den Schlaf. Lavendelöl (Kissen oder Spezialstein mit Duftöl) oder Melisse sollen bei Nervosität und Unruhe helfen.

Außerdem hilft noch Neroli, das ätherische Öl aus der Blüte der Bitterorange. Es wirkt beruhigend, entspannend, stimmungsaufhellend und ausgleichend. Damit man gut einschlafen kann: abends wenige Tropfen Neroliöl in die Duftlampe geben. Diese Lampe bekommt man, ebenso wie die Öle, z. B. im Reformhaus.

Basilikumöl hilft gegen Stress und reduziert nervöse Schlafstörungen bzw. lässt sie ganz verschwinden. Ähnliche Wirkungen haben Geranium, Sandelholz und Ylang-Ylang.

Man muss sich auch nicht sofort in Unkosten stürzen und eine Aromalampe kaufen. Man kann die Wirkung testen, indem man ein paar Tropfen des Aromaöls auf ein Papiertaschentuch oder ein Wattebällchen gibt und das Ganze unters Kopfkissen legt.

Heilpflanzen zum Ein- und Durchschlafen

Folgende Heilpflanzen sind gegen Schlafprobleme gewachsen:

- *Hopfen (Strobulus lupulus):* Üblicherweise wird Hopfen zum Bierbrauen verwendet, aber er hilft auch als Beruhigungs- oder Schlafmittel.
  Dafür nutzt man die Hopfenzapfen und die daraus gewonnenen Drüsenschuppen. In diesen Pflanzenteilen findet man ätherische Öle und die Bitterstoffe Humulon und Lupulon. Während der Lagerung entstehen aus ihnen andere flüchtige Verbindungen, die bei längerer Aufbewahrung in einen speziellen Alkohol umgewandelt werden, dem man die beruhigende Wirkung der Pflanze zuschreibt.
  Man kann den Hopfen auch mit Baldrian oder anderen beruhigend wirkenden Heilkräutern kombinieren. Leider ist der beruhigende Wirkstoff des Hopfens leicht flüchtig. Deshalb wird empfohlen, die Zapfen mehrere Stunden in lauwarmem Wasser ziehen zu lassen. Nutzt man den Hopfen jedoch als Badezusatz, wird der Wirkstoff automatisch über die Atemwege aufgenommen.
  Rezept für einen Tee: 1 bis 2 Teelöffel Hopfenzapfen mit einer Tasse siedendem Wasser übergießen und 10 bis 15 Minuten ziehen lassen. Bereits tagsüber 2 bis 3 Tassen trinken und vor dem Schlafengehen noch einmal eine Tasse frisch zubereiteten Tee.
- *Passionsblumenkraut (Passiflora incarnata oder herba bzw. officinalis):* Als Medizinpflanze nutzt man die Passiflora incarnata. Sie ist eine Kletterpflanze mit einzeln stehenden Blüten, die eine auffallend violett-weiß gestreifte Nebenkrone haben. Sie ist nah mit der Maracuja verwandt.
  Die Inhaltsstoffe der Blätter senken die motorische Aktivität und werden daher in der Pflanzenheilkun-

de bei nervösen Unruhezuständen und Nervosität allgemein, Reizbarkeit oder Angstzuständen sowie damit zusammenhängenden Rückenschmerzen, Verspannungen, Herz-, Magen- und Darmbeschwerden empfohlen. Dazu kommt eine schlaffördernde Wirkung. Nebenwirkungen und Gegenanzeigen sowie Wechselwirkungen mit anderen Substanzen sind nicht bekannt.

Man kann aus den frischen oder getrockneten Blättern und Stängeln einen Tee zubereiten, es gibt aber auch entsprechende Fertigpräparate. Kombinieren kann man das Passionsblumenkraut mit vielen anderen Heilpflanzen, z. B. mit Baldrian, Johanniskraut, Hopfen, Melisse oder Weißdorn. In einer Dreierkombination verstärkt die Passionsblume (Passionsblume + Johanniskraut + Baldrian) die Wirkung des Johanniskrauts, wodurch eine niedrigere Dosis davon verwendet werden kann. Die Mischung hat dieselbe Wirksamkeit, jedoch keine Nebenwirkungen.

Rezept für einen Schlaftrunk: Pro Teetasse einen Teelöffel Kraut mit einer Tasse siedendem Wasser übergießen und 10 bis 15 Minuten ziehen lassen, dann abseihen. Untertags 2 bis 3 Tassen sowie eine Stunde vor dem Zubettgehen eine Tasse trinken.

- *Baldrian (Valeriana officinalis bzw. radix: Wurzel):* Mehr zu diesem Kraut finden Sie im Teil IV Kapitel III., da die Heilpflanze auch das Konzentrations- und Leistungsvermögen steigert – aber als Kraut gegen Schlafstörungen kennen es fast alle.
- *Melissenblätter (Melissae officinale bzw. folium für die Blätter):* Man sagt den Auszügen aus den Blättern der Zitronenmelisse eine mild beruhigende Wirkung nach. Sogar bei nervös bedingten Magen- und Darmbeschwerden sollen sie Linderung bringen. Das nach Zitrone duftende ätherische Öl wirkt außerdem krampflösend und antibakteriell. Melissenblätter gibt es als Tee-

mischung zu kaufen. Das ätherische Öl setzt man auch in Beruhigungsbädern ein.
Zur Nervenberuhigung dient auch ein Tee (fünf Teelöffel Blätter pro Tasse mit kochendem Wasser übergießen, fünf Minuten ziehen lassen, abseihen), den man mehrmals täglich trinken sollte, um eine entsprechende Wirkung zu erzielen.

- *Lavendelblüten (Lavandulae flos):* Lavendelblüten enthalten ein ätherisches Öl mit leicht beruhigenden Eigenschaften. Man empfiehlt sie bei Unruhe in Teemischungen und Badezusätzen. Der Wirkstoff entfaltet seine entspannende Wirkung vor allem dann besonders gut, wenn er eingeatmet wird.
  Rezept für einen Schlaftrunk: Drei Esslöffel Weißdorn-Frischpflanzensaft (erhältlich z. B. im Reformhaus) in eine große Tasse oder einen Becher Lavendeltee geben. Dieser Tee soll beruhigend und entspannend wirken, es dauert allerdings ein wenig, bis er seine Wirkung entfaltet. Wenn man ihn regelmäßig trinkt, soll er auf Dauer zu einem echten Schlaftrunk werden.
  Lavendelöl wird in der Aromatherapie gerne gegen Nervosität und Schlaflosigkeit eingesetzt.
- *Johanniskraut (Hypericum):* Johanniskrautauszüge lindern zwar keine Schlafstörungen, aber sie verbessern die Stimmung, und können so Personen helfen, die wegen depressiver Verstimmungen nicht schlafen können. Es ist auch für Frauen in den Wechseljahren zu empfehlen, wenn sie unter nervöser Unruhe leiden. Damit die Pflanze hilft, empfiehlt sich eine kurmäßige Anwendung über mehrere Wochen mit einem standardisierten Fertigpräparat. Da Wechselwirkungen mit verschiedenen Medikamenten zu erwarten sind, vorsichtshalber den Arzt fragen, wenn man gleichzeitig andere Präparate einnimmt.

GEHEIMNIS VIII

HEILPFLANZEN, DIE GEGEN ALTERSBESCHWERDEN HELFEN

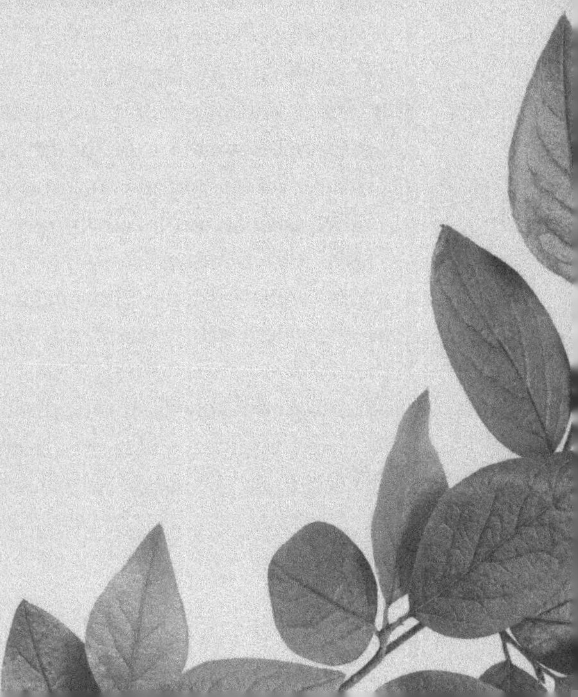

Wenn man älter wird, kann man seinen Körper gezielt durch die sogenannte Phytomedizin(»behandeln mit Heilpflanzen«) unterstützen, die die allgemeine Gesundheit und Organfunktion stärkt und vor schädlichen Einflüssen schützt. Das sind z. B. folgende Heilpflanzen:

Brennnesselkraut und -blätter helfen nicht nur bei geschwollenen Beinen

Von der Brennnessel (*Urtica dioica*) verwendet man die Blätter, die Wurzel und die Samen. Die Pflanze ist zweihäusig(= »dioica«), das heißt die männlichen und weiblichen Blüten sind nicht auf einer Pflanze zu finden. Meistens stammt die Heilpflanze aus Wildvorkommen in Mittel- und Osteuropa. Folgende Inhaltsstoffe sind für Sie interessant: Vitamin C, verschiedene Mineralstoffe, darunter Kieselsäure und Kalium, sowie Flavonoide. Man sammelt die Blätter von März bis August, die Samen im Frühherbst. Die übliche Tagesdosis liegt bei 8 bis 12 g Brennnesseln.

Wann hilft die Brennnessel? Die Heilpflanze nutzt man im Bereich Anti-Aging, für gutes Aussehen und Vitalität. So gilt eine dreiwöchige Brennnesseltee-Kur als bewährter *Anti-Aging-Klassiker*. Im Frühjahr und Herbst durchgeführt, verspricht sie elastische Haut und volles Haar.

Ihre entwässernde Wirkung wird bei Harnwegsentzündungen und Blasenerkrankungen geschätzt (Vorsicht: Viel trinken, sonst hilft die Brennnessel nicht!). Die Blätter wirken außerdem schmerzstillend und entzündungshemmend, daher findet man sie oft als Begleitbehandlung bei Arthritis, Arthrose und Rheuma. Im Idealfall kann dadurch die Menge von sogenannten nichtsteroidalen Entzündungshemmern (NSAR = nicht steroidale Antirheumatika) reduziert werden.

Es sind in der Regel Frauen, die an heißen Sommertagen zu »schweren Beinen« neigen. In diesem Fall hilft Brennnesseltee besonders gut, da er die Nieren aktiviert. So kann Wasser, das sich in Beinen und Bindegewebestaut, leichter ausgeschieden werden. Dank ihres hohen Gehalts an Kalium, Kalzium, Silizium, Eisen und Magnesium gleicht die Brennnessel die Verluste durch die vermehrte Wasserausscheidung aus. Bei dauerhaft geschwollenen Beinen ist jedoch Vorsicht geboten, denn dieser Zustand kann venös bedingt sein. Gehen Sie in diesem Fall bitte unbedingt zum Arzt!

Welche Varianten werden angeboten? Brennnesselblätter und die Wurzeln der Pflanze gibt es als Pflanzensäfte, Tees, Dragees oder Kapseln. Aus dem frischen Kraut erhält man den Presssaft.

Teezubereitung: Für den Tee benötigt man 2 Teelöffel fein geschnittene Brennnesselblätter, die man mit 150 ml kochendem Wasser übergießt. Dann lässt man die Blätter zehn Minuten ziehen und seiht sie anschließend ab. Davon mehrmals täglich eine Tasse heiß trinken. Alternativ nimmt man dreimal täglich einen EL Frischpflanzenpresssaft ein.

Sinnvoll ist eine Kombination mit gleicher Menge Goldrutenkraut. Bewährt hat sich die abwechselnde Einnahme von Brennnesselkraut-Frischpflanzenpresssaft morgens und nachmittags sowie Brunnenkresse-Frischpflanzenpresssaft mittags.

Neben- und Wechselwirkungen: Die Brennnessel kann Magenprobleme verursachen. Nimmt man täglich mehr als 4 bis 12 g der Blätter oder 4 bis 6 g der Wurzel zu sich, kann es zu Durchfall kommen. Allergische Reaktionen wurden nur selten beobachtet.

Gegenanzeigen: Die Brennnessel sollte nicht bei Ödemen infolge eingeschränkter Herz- oder Nierentätigkeit verwendet werden. Bei Histaminintoleranz, Heuschnupfen und Magengeschwüren sollte man ebenfalls keinen Brennnesseltee trinken. Vorsichtshalber bei Medikamenteneinnahme den behandelnden Arzt oder Apotheker fragen.

Man sollte darauf achten, dass das Heilpflanzenpräparat nur Stängel vom max. 3 mm Durchmesser enthält, sonst ist die Konzentration der wirksamkeitsbestimmenden Inhaltsstoffen zu gering. Standardisierte Fertigarzneimittel sind daher im Zweifelsfall vorzuziehen.

Brennnesselwurzeln gegen Prostatabeschwerden

Die Brennnesselwurzel hilft bei Prostatabeschwerden wie der gutartigen Prostatavergrößerung (benigne Prostatahyperplasie – BPH) und bei der Durchspülung der Nieren. Für die Wirkung verantwortlich sind Phytosterole, die vor allem in den Wurzeln und Rhizomen enthalten sind. Dank ihrer Wirkung auf den Steroidhormonstoffwechsel kann die Größenzunahme der Prostata verringert werden. Außerdem erleichtern Phytosterole den Harnfluss und vermindern den Harnrest nach dem Wasserlassen.

Die Wirkungen der Brennnesselwurzel sind somit:

- Erhöhung der ausgeschiedenen Harnmenge
- Erhöhung des maximalen Harnflusses
- Erniedrigung der Restharnmenge
- Antientzündlich
- Das Immunsystem modulierend
- Gegen Harnverhalten, Hexenschuss und Ischias

Als Nebenwirkung wurden gelegentliche Magen-Darm-Beschwerden beobachtet. *Empfohlene Tagesmenge:* 4 bis 6 g getrocknete Wurzel – es muss sich dabei um sogenannte polare, standardisierte Extrakte handeln (z. B. Trockenextrakt mit Methanol 20 % V/V).

Teezubereitung: 1 Teelöffel grob pulverisierte Wurzel mit 1 Tasse kaltem Wasser ansetzen, aufkochen, 1 Minute ziehen lassen, dann ca. 10 Minuten bedeckt stehen lassen, abseihen. Davon mehrmals täglich 1 Tasse trinken.

Tee gibt es auch als Fertigarzneimittel. Eine Kombination mit anderen pflanzlichen Prostatamitteln ist sinnvoll, z. B. mit Sägepalmenfrüchten. Auch davon gibt es Fertigpräparate.

Gelée Royale

Mit Gelée Royale – auch Weisel- oder Bienenköniginnen-Futtersaft genannt –, werden, wie der Name schon sagt, die Bienenköniginnen gefüttert. Dieses Sekret ist reich an Vitaminen und Mineralien, wirkt antioxidativ sowie gegen Bakterien (antibiotisch).

Gelée Royale kommt von Bienen: Je nachdem, welche Nahrung Bienenlarven bekommen, entwickelt sich eine Königin oder Arbeiterin. Bekommt die Larve Gelée Royale, entsteht eine Königin aus ihr. In den rund 200 Komponenten wurden sogar hormonwirksame Verbindungen gefunden.

Der Substanz werden viele Wirkungen zugeschrieben, so soll sie Entzündungen zum Abklingen bringen, stärkend wirken, der Alterung vorbeugen und den Stoffwechsel harmonisieren. Gelée Royale wird von Ammenbienen produziert, allerdings nur in geringen Mengen, was den hohen Preis dieser Substanz erklärt. Gelée Royale kann innerlich und äußerlich angewendet werden, wird von den meisten Menschen gut vertragen und hat kaum Nebenwirkungen.

Untersuchungen am Menschen zeigten, dass Gelée Royale einen positiven Einfluss auf den Gesamtstoffwechsel und auf die Blutbildung hat. Es wurde gespritzt und zur Behandlung von Altersbeschwerden verwendet; äußerlich – als Kosmetikum angewendet – soll es die Hautdurchblutung und die Versorgung mit Fett verbessern.

Heilwirkungen der Bienensubstanz

Gelée Royale steigert die Widerstandskraft gegen körperliche und geistige Belastungen, senkt den Cholesterinspiegel und den Wert der Gesamtfette in der Blutflüssigkeit. Auch der Gesamtzustand von an fortgeschrittener Arteriosklerose leidenden Patienten wird verbessert.

Gelée Royale enthält eine bestimmte Fettsäure (10-Hydroxy-2-Decensäure), die die Kollagen-Produktion stimuliert. Entsprechend beschleunigt die Substanz die Heilung von Hautverletzungen.

Nebenwirkungen und Gegenanzeigen: In wenigen Fällen traten nach der Einnahme von Gelée Royale Überempfindlichkeitsreaktionen wie Allergien auf. Das kann besonders bei Asthmapatienten gefährlich werden, sie sollten daher auf Gelée Royale verzichten.

Wie wendet man Gelée Royal an?

Gelée Royale wird unter der Zunge aufgenommen, um die Zersetzung der Wirkstoffe durch die Verdauungssäfte zu vermeiden.

Man bekommt das Gelée zum einen in der natürlichen reinen Form, in der Regel in kleinen Gefäßen. Außerdem gibt es die Substanz mit Honig vermischt. Allerdings entspricht sie dann kaum der empfohlenen Dosierung (etwa 15 g). Zusätzlich gibt es das Produkt noch als Kapseln oder Ampullen – ohne Wasseranteil. Auch diese Variante dann ohne Hülle unter der Zunge zergehen lassen.

Die Produkte erhalten Sie über das Internet oder direkt beim Imker.

Weißdornblätter mit -blüten (Crataegi folium cum flore) für ein gesundes Herz

Weißdorn gehört zu den Rosengewächsen und für die Präparate werden vor allem die Blüten und die getrockneten Laubblätter verwendet. Die Heilpflanze enthält viele sekundäre Pflanzenstoffe (s. Kap. II.3), die »Flavonoide«. Vermutlich gehört die Pflanze deshalb zu den bewährtesten und beliebtesten Herzmitteln der Naturheilkunde. Tatsächlich verbessert sie bewiesenermaßen den altersbedingten Verlust der Elastizität des Herzmuskels und wirkt herzschützend, sie reduziert Kurzatmigkeit und beugt Arteriosklerose vor. Die Heilpflanze hilft auch bei nervösen Herzbeschwerden und unterstützt die Herz-Kreislauf-Funktion.

Allerdings tritt der herzstärkende Effekt von Weißdorn nicht sofort ein. Mindestens 6 Wochen muss man sich gedulden, bis die Präparate wirken. Man kann sie sich auch verschreiben lassen, wenn man Herzprobleme hat. Standardisierte Fertigpräparate enthalten die empfohlene Tagesdosis von mindestens 300 mg, besser 900 mg nativem wässrig-alkoholischem Trockenextrakt.

Auch dem Tee aus Weißdornblättern und/oder -blüten schreibt man blutdrucksenkende und gefäßerweiternde Wirkung sowie die Verbesserung der Herzleistungsfähigkeit zu.

Für den Tee 2 Teelöffel Blätter oder Blüten (5 bis 10 g täglich) mit einer Tasse kochendem Wasser übergießen und 20 Minuten ziehen lassen. Die Wirkung setzt bereits ein, wenn man täglich zweimal eine Tasse davon trinkt. Nebenwirkungen, Wechselwirkungen und Gegenanzeigen sind nicht bekannt.

Rotes Weinlaub gegen Venenschwäche

Die chronisch-venöse Insuffizienz (CVI) ist eine Venenerkrankung, die z. B. mit dem roten Weinlaub behandelt werden kann. Die Wirksamkeit ist durch Studien bewiesen. Gleichzeitig hilft das Weinlaub gegen Krampfadern, Ödeme der Unterschenkel, Schmerzen, Spannungsgefühl, Kribbeln und Jucken in den Beinen sowie schwere und müde Beine.

Beim roten Weinlaub werden die Blätter derselben Pflanze eingesetzt, aus deren Früchten Wein gemacht wird.

Von wissenschaftlicher Seite wird die Einnahme von 360 mg täglich (Steigerung bis 720 mg) eines wässrigen oder alkoholischen Extrakts empfohlen, am besten in Form eines standardisierten Fertigarzneimittels (Apotheke).

Die Borstige Taigawurzel gegen Erschöpfung und Stress

Die Borstige Taigawurzel *(Eleutherococcus senticosus)*, auch Sibirischer Ginseng genannt, ist eine strauchartige Pflanze aus der Familie der Efeugewächse und stammt aus Nordostasien. In Russland findet man sie besonders häufig. Verwendet werden die getrockneten Wurzeln und die unterirdischen Sprossabschnitte.

Die Taigawurzel kräftigt das Immunsystem, steigert die Leistungs- sowie Konzentrationsfähigkeit und hilft gegen Müdigkeit und Schwäche. Außerdem unterstützt sie den Körper, besser mit Stresssituationen umzugehen. Es gibt sie als Pulver, zerkleinert für Teeaufgüsse sowie als wässrig-alkoholische Auszüge.

Am besten belegt sind folgende Wirkungen:

- Immunmodulierend bzw. immunstabilisierend
- Die Verbesserung der Anpassungsreaktion auf Stress
- Leistungssteigerung
- Anti-Aging

Sie hilft auch gegen Entzündungen und bei Wundheilungsstörungen und reduziert die schädigende Wirkung von Alkohol, Antibiotika oder Krebsmedikamenten.

Laborversuche zeigten, dass die Taigawurzel die Vermehrung bestimmter Viren (RNA-Viren) hemmte, die die oberen Atmungsorgane und die Nase befallen.

Nebenwirkungen und Gegenanzeigen

Nebenwirkungen sind bisher keine bekannt, bei Allergien gegen Pflanzen aus der Familie der Efeugewächse sollte die Taigawurzel nicht zum Einsatz kommen.

Die Wirkung auf den Blutdruck ist nicht ausreichend untersucht. Wechselwirkungen mit anderen Präparaten sind keine bekannt.

Dosierung:

- Empfohlen werden täglich 2 bis 3 g der getrockneten Wurzel.
- Vom alkoholischen Flüssigextrakt sollte man 20 bis 40 Tropfen zwei- bis dreimal täglich vor dem Essen einnehmen.
- Die Menge des Trockenextraktes sollte etwa 65 bis 195 mg entsprechen.
- Auch eine Kur ist möglich: Diese sollte 25 bis 30 Tage dauern, anschließend folgt eine Pause von ein bis zwei Wochen. Diese Abfolge kann man dreimal wiederholen.

Generell wird eine Einnahmedauer vom mehr als drei Monaten nicht empfohlen. Hat man gute Erfahrungen mit der Taigawurzel gemacht, kann man sie nach einer Einnahmepause von etwa zwei Monaten erneut einnehmen.

GEHEIMNIS IX

SELBSTHILFE BEI VERSCHIEDENEN BESCHWERDEN

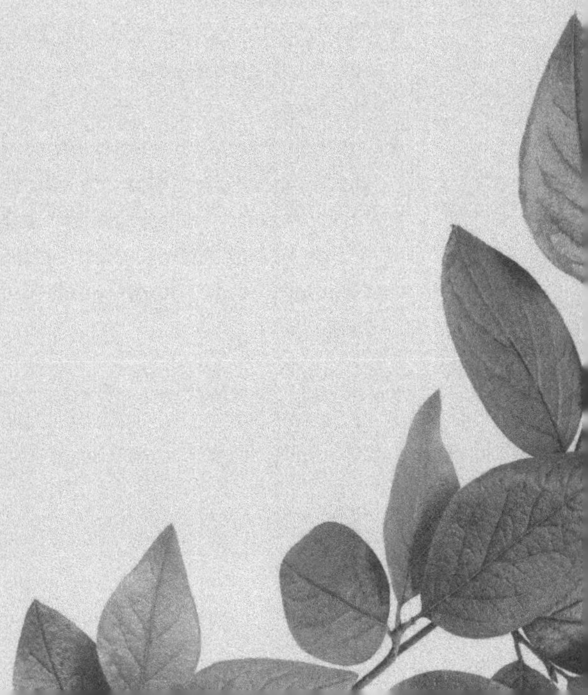

Diabetes Typ 2

Diabetes Typ 2 können Sie möglicherweise wieder komplett loswerden. Folgendes hilft dabei:

- Zu Beginn sollten Sie alle Daten zu Ihrer Krankheit zusammenstellen. Überprüfen Sie, ob Sie Diabetes haben oder nur eine Vorstufe, also Prädiabetes. Hat ein Arzt die Erkrankung festgestellt, wird sie oder er Ihnen sicher empfehlen, an einer Diabetesschulung teilzunehmen. Dies ist zur Selbsthilfe wichtig.
- Wurde Diabetes oder Prädiabetes bei Ihnen festgestellt, hängt es von verschiedenen Gegebenheiten ab, wie Sie weiter verfahren sollten:
  - Bringen Sie zu viele Kilos auf die Waage, ist es besonders wichtig, dass Sie abnehmen. Dabei helfen Ihnen die Tipps aus Kapitel II. 8.
  - Bewegung: Am besten ist es, sich täglich mindestens 30 Minuten zu bewegen. Haben Sie sich bislang zu wenig bewegt, besprechen Sie mit Ihrem Arzt, welche Belastung für Sie gut ist, und wie und ob Sie sich steigern können.
- Wichtig ist es generell, die Ernährung an Ihren Diabetesstand anzupassen. Dabei hilft Ihnen Teil II dieses Buches.
- Sind Ihre Diabeteswerte damit nicht in Griff zu bekommen, helfen Heilpflanzen wie z. B. die Hintonia-Rinde.
- Sind bereits Folgeschäden aufgetreten, so helfen die Tipps in »Diabetes – Ich helfe mir selbst« (s. Anhang, Quellen), was Ihnen generell bei dieser Erkrankung hilft.

Süßes genießen – gesunde Zuckeralternativen

Zucker soll man so viel wie möglich einsparen, doch Naschkatzen müssen nicht auf ihren Lieblingsgeschmack verzichten. Künstliche Süßstoffe brauchen Sie nicht, denn es gibt natürliche Alternativen, die nicht nur süß schmecken, sondern im Unterschied zu Zucker sogar gesundheitsfördernde Wirkung haben.

Das gilt z. B. für Erythrit. Er ist ein zwar ein wenig teurer, aber ein kalorienfreier Zuckerersatz, der verwendbar ist wie Haushaltszucker. Man bekommt ihn mittlerweile in jedem größeren Supermarkt, aber auch über das Internet. Dasselbe gilt für Xylit. Dieser Zucker schützt sogar in gewissem Umfang vor Karies. Als dritte Alternative bietet sich Stevia an. Das Produkt aus einer Heilpflanze ist kalorienfrei und es gibt viele süße Rezepte damit, die ein nahezu zuckerfreies Leben sehr erleichtern. Wenn Sie mehr über gesunde Zuckeralternativen wissen wollen, finden Sie das in »Echt süß! Gesunde Zuckeralternativen im Vergleich« (s. Anhang, Quellen).

Herzprobleme

Herzprobleme muss man ernst nehmen. Risikofaktoren für das Herz sind: hohe Blutfettwerte, Arterienverkalkung (Arteriosklerose), ein hoher Blutdruck, Diabetes, Rauchen, ein erhöhter Homocysteinwertim Blut (s. Kapitel IV. 2), C-reaktives Protein(ein spezielles Eiweiß, das bei einem entzündlichen Prozess im Körper entsteht), Stress und eine Ernährung mit zu viel Eiweiß.

Wenn man weiß, wie hoch der eigene Blutdruck ist, die Cholesterinwerte etc. kennt, weiß man auch, dass man etwas tun muss, um zu hohe Werte zu korrigieren. Eine Tabelle zu normalen und erhöhten Blutdruckwerten finden Sie im Kapitel III. b dieses Buches, die für Cholesterin und Triglyceride in der folgenden Tabelle:

Richtwerte für Cholesterin und Triglyceride	
Personen ohne Risikofaktoren (Nichtraucher, normaler Blutdruck, kein Diabetes)	
Gesamtcholesterin	unter 250 mg/dl bzw. 6,5 mmol/l
LDL	unter 160 mg/dl bzw. 4,0 mmol/l
HDL	über 40 mg/dl bzw. 1,0 mmol/l
Quotient LDL/HDL	unter 4
Triglyceride	maximal 200 mg/dl bzw. 2,5 mmol/l
Personen mit Risikofaktoren für Arteriosklerose (Raucher, hoher Blutdruck ...)	
Gesamtcholesterin	unter 200 mg/dl bzw. 5,0 mmol/l
LDL	unter 130 mg/dl bzw. 3,5 mmol/l
HDL	über 40 mg/dl bzw. 1,0 mmol/l
Quotient LDL/HDL	unter 3
Personen mit Arteriosklerose, Diabetes oder nach überstandenem Herzinfarkt	
Gesamtcholesterin	unter 180 mg/dl bzw. 4,5 mmol/l
LDL	unter 100 mg/dl bzw. 2,5 mmol/l
HDL	über 40 mg/dl bzw. 1,0 mmol/l
Quotient LDL/HDL	unter 2
Triglyceride	unter 150 mg/100 ml (1,7 mmol/l)

Quelle: Dr. Andrea Flemmer: »Cholesterin natürlich senken«, Schlütersche Verlagsgesellschaft mbH & Co. KG, Hannover, 8/16

Weitere Untersuchungswerte:

Risikofaktor	Wert, der nicht überschritten werden sollte
CRP-Wert	max. 3 mg/l Blut
Glukose (Traubenzucker) im Serum	nüchtern zwischen 60 und 100 mg/dl nach dem Essen: 140 mg/dl

Quelle: Dr. Andrea Flemmer: «Der Ernährungsratgeber für ein gesundes Herz«. - 1/14 Schlütersche Verlagsgesellschaft mbH & Co. KG, Hannover

Sind Ihre Werte im bedenklichen Bereich, sollten Sie etwas dagegen tun, vor allem auf eine gesunde Ernährung achten. Diese und weitere Tipps finden Sie in »Der Ernährungsratgeber für ein gesundes Herz«, (s. Anhang, Quellen).

Schluckstörungen

Tun sich ältere Menschen beim Schlucken schwer, leiden sie vermutlich unter Presbyphagie. Dafür gibt es verschiedene Auslöser, z. B.:

- Wird man älter, hat man weniger Durst und trinkt meistens nicht genug. Die Folge ist, dass die Schleimhäute austrocknen, besonders im Mund.
- Erschwerend kommen die häufig verordneten Medikamente dazu, z. B. gegen Depressionen. Auch sie dämpfen die Speichelproduktion.

In Senioreneinrichtungen gehört der richtige Umgang mit Patienten, die an Schluckstörungen leiden, zu den täglichen Aufgaben.

Fachleute, die diese Probleme therapieren, nennt man *Schlucktherapeuten*. Sie sollten von Beginn an bei der Betreuung dabei sein, ebenso wie Ernährungstherapeuten.

Beide Berufsgruppen sind für den Arzt wichtige Partner. Da es unterschiedliche Ursachen für Schluckstörungen gibt, sind auf ärztlicher Seite viele Fachgebiete gefragt. Dazu gehören Hals-Nasen-Ohren-Ärzte, die in Phoniatrie (Lehre von den Sprach- und Stimmstörungen) ausgebildet sind, Neurologen und die Innere Medizin mit ihren Teilgebieten bis hin zur Geriatrie (Alternsmedizin) oder Psychiatrie.

Wichtig ist eine *Schluckdiagnostik*. Danach wird eine passende *Schlucktherapie* zusammengestellt, die gezielte Übungen beinhaltet, aber auch eine Ernährung, die sich nach der verbliebenen Schluckfähigkeit richtet. Möglicherweise sind auch medikamentöse und chirurgische Maßnahmen erforderlich.

Auf die Schilddrüse achten

Älteren Menschen leiden heutzutage immer noch recht häufig an Schilddrüsenerkrankungen, da sie mit einem Jodmangel aufgewachsen sind. Erst seit Anfang der 1990er-Jahre ist die Jodversorgung besser. Dazu kommt, dass ein vorhandener Kropf mit steigendem Alter meistens größer wird. Mit zunehmendem Alter werden auch andere Probleme mit der kleinen, aber anfälligen Drüse häufiger. In vielen Fällen sind sie aber gut behandelbar oder können sogar beseitigt werden.

Oft werden die Symptome übersehen, da man sie für Alterserscheinungen hält. Typische Anzeichen einer Unterfunktion sind:

- Vergesslichkeit
- Müdigkeit und Abgeschlagenheit
- Verminderte Leistungsfähigkeit

- Depressive Verstimmungen
- Konzentrationsschwäche
- Kälteempfindlichkeit
- Gewichtszunahme
- Kühle und trockene Haut
- Verstopfung

Eine mögliche Unterfunktion kann ein Arzt leicht mit einfachen Labortests feststellen. Therapiert wird mit künstlichen Schilddrüsenhormonen, deren Dosierung im Laufe der Zeit angepasst wird.

Manches Mal können ärztliche Maßnahmen schuld an der Unterfunktion sein, etwa Operationen und eine Jodtherapie. Aber sogar eine schwer erreichbare ärztliche Versorgung, ein Wohnortwechsel oder ein Wechsel des Hausarztes (Berufsaufgabe des »alten« Hausarztes ...) kommen als Ursache infrage.

Auch eine Schilddrüsenüberfunktion ist möglich. Die Symptome einer Schilddrüsenüberfunktion werden meist einer Herzerkrankung (Herzschwäche, Herzarrhythmien) zugeschrieben. Die Betroffenen erhalten dann Herzmedikamente, ohne dass sie auf eine mögliche Schilddrüsenerkrankung untersucht wurden.

Folgende Anzeichen können auf eine Überfunktion hinweisen:

- Unregelmäßiger Puls
- Herzrasen oder -stolpern
- Kurzatmigkeit
- Wassereinlagerung in den Beinen
- Gewichtsverlust
- Schwäche
- Appetitlosigkeit

Sollte man sich generell auf Schilddrüsenprobleme hin untersuchen lassen? Schilddrüsenerkrankungen sind zu einem gewissen Teil erblich. Kommen in Ihrer Familie zahlreiche Fälle von Fehlfunktionen oder Kröpfen vor, kann eine Vorsorgeuntersuchung auch ohne akute Symptome sinnvoll sein. Ab dem 40. Lebensjahr sollte man generell in regelmäßigen Abständen von ein bis zwei Jahren einen Gesundheitscheck machen – auch von der Schilddrüse. Da diese Untersuchungen nicht zu den üblichen Vorsorgeleistungen der gesetzlichen Krankenkassen zählen, muss man sie unter Umständen selbst bezahlen, wenn keine medizinische Notwendigkeit für ihre Durchführung besteht.

Jeder vierte Erwachsene hat Knoten in der Schilddrüse, Ältere häufiger als Jüngere. Bei den über 65-Jährigen sind fast bei jedem Zweiten Knoten in der Schilddrüse nachweisbar. Frauen sind etwa viermal so häufig betroffen wie Männer. Viele Patienten werden an der Schilddrüse operiert oder mit einer Radiojodtherapie behandelt, weil ihre Schilddrüsenerkrankung zu spät erkannt wird.

Die Bauchspeicheldrüse unterstützen

Zwischen 80 und 100 g wiegt die Bauchspeicheldrüse – oder medizinisch: Pankreas – bei einem Erwachsenen. Sie befindet sich hinter dem Magen, direkt vor den großen Blutgefäßen des Bauchs (Aorta und Untere Hohlvene). Das gelbliche Organ ist etwa 15 bis 18 cm lang, knapp 2 cm hoch und 3 bis 4 cm breit.

Ohne sie würden keine Verdauungssäften produziert und der Blutzuckerspiegel könnte nicht reguliert werden.

Um das Organ zu unterstützen, hilft eine ausgewogene Ernährung (s. Teil II dieses Buches). Kaffee und Tee sind problemlos, auf Nikotin und (viel) Alkohol, gesüßte Getränke und Fertigprodukte (Ausnahme s. Kapitel II. 9) sollte man verzichten bzw. weniger davon essen bzw. trinken. Übergewicht sollte man vermeiden.

Hatten Sie eine Entzündung, verzichten Sie auf Alkohol sowie fette, schwer verdauliche und blähende Speisen. Essen Sie grundsätzlich langsam, kauen Sie gut und essen Sie mehrere kleine Mahlzeiten über den Tag verteilt.

Nierenprobleme

In Deutschland leben rund neun Millionen Menschen mit Nierenschäden. Schätzungsweise 2 Millionen von ihnen bräuchten eine Behandlung, doch die meisten wissen nicht einmal von ihrem Problem, weil die Nieren sich nicht bemerkbar machen. Wenn sie anfangen zu schmerzen, ist es meist schon zu spät und die Nierenerkrankung ist so weit fortgeschritten, dass nur noch eine Dialyse oder Transplantation helfen kann. Damit es gar nicht erst so weit kommt, beachten Sie folgende Tipps:

Vorsicht Kälte! Die Nieren mögen es weder kalt noch feucht. Insbesondere den Unterleib, den Rücken und die Füße sollte man warmhalten. Achten Sie also auf eine dem Wetter angepasste Kleidung.

Vorsicht Salz! Weder zu viel noch zu wenig vom weißen Gold ist gesund, doch ein Übermaß an Salz schädigt die Nieren. Manche Menschen sind noch salzempfindlich: Je mehr Salz sie essen, desto stärker steigt ihr Blutdruck.

Nicht zu selten zur Toilette gehen. Je seltener man aufs WC geht, desto stärker können sich die Bakterien im Restharn vermehren. Die Folge: Entzündungen der Blase und der Nieren.

Stress ist nicht gut – auch nicht für die Nieren. Die Nebennieren produzieren in Stresssituationen Hormone, die das Herz schneller schlagen lassen und den Blutdruck hochtreiben. Das kann die Nieren auf Dauer schädigen.

Einige Medikamente schaden mehr, als sie nützen. Es gibt Medikamente, die Patienten mit chronischer Nierenkrankheit schaden können. Dazu gehören Entzündungshemmer wie die am weitesten verbreiteten Schmerzmedikamente wie Diclofenac oder Ibuprofen. Aber auch jodhaltige Röntgenkontrastmittel und bestimmte Antibiotika gehören auf diese Liste.

Sprechen Sie mit Ihrem Arzt und weisen Sie gegebenenfalls auf Ihre Nierenprobleme hin.

So pflegt man die Nieren: Nierenexperten haben ganz spezielle Tipps, um die Nieren gesund zu erhalten. Die meisten Maßnahmen zielen vor allem auf das Herz-Kreislauf-System ab, denn Ablagerungen in den Blutgefäßen machen besonders den Nieren zu schaffen.

Wer seine Nieren gesund erhalten will, sollte auf eine gesunde Lebensführung achten. Dazu gehört:

- Bewegung und Sport
- Nicht nur bei Diabetes: den Blutzucker kontrollieren
- Den Blutdruck regelmäßig messen
- Kein Übergewicht
- Genügend trinken, aber nicht zu viel: Ein gesunder Mensch sollte täglich 1,5 Liter trinken. Junge Menschen trinken in der Regel ausreichend. Senioren müssen allerdings auf ihre Trinkmenge achten, da bei ihnen das Durstgefühl nachlässt.
- Besser nicht rauchen, denn Rauchen ist der »Gefäß-Killer« Nummer eins.
- Frei verkäufliche Schmerzmittel nicht über einen längeren Zeitraum einnehmen.
- Nierenwerte regelmäßig überprüfen lassen. Dies sollte zu Ihrem regelmäßigen Gesundheitsprogramm gehören, wenn bei Ihnen mindestens einer der folgenden Risiko-

faktoren vorhanden ist: 1. Sie sind über 60 Jahre alt. 2. Sie sind zuckerkrank. 3. Ihr Blutdruck ist hoch. 4. Sie bringen viel zu viele Kilos auf die Waage. 5. Ein Verwandter ersten Grades ist an einem Nierenversagen erkrankt.
- Vorsicht beim Alkohol: Frauen sollten nicht mehr als 10 g Alkohol täglich trinken. Das entspricht 250 ml Bier oder 125 ml Wein. Männer vertragen das Doppelte.

Diese und weitere Tipps über die Nieren und die Vermeidung sowie Beseitigung von damit zusammenhängenden Problemen finden Sie in »Neustart für die Nieren« (s. Anhang, Quellen).

Rückenschmerzen

Bei Rückenschmerzen hilft es in der Regel, wenn man heiß duscht. Dafür startet man am besten mit 31 °C und steigert die Temperatur nach Möglichkeit.

Ein steifer Rücken: Hat man generell das Gefühl, dass der Rücken steif ist, hilft nur eines: Bewegung. Fahrrad fahren, Treppen steigen, öfters aufstehen und dabei das Gewicht verlagern, das Becken kippen etc. Es ist nicht wichtig, welche Form der Bewegung, Hauptsache, man bewegt sich.

Der gefürchtete Hexenschuss: Die Schmerzen sind oft so stark, dass man sich kaum mehr rühren kann, obwohl Bewegung so wichtig wäre. Versuchen Sie, ob Folgendes hilft:
- Auf den Rücken legen.
- Die Beine aufstellen.
- Die Knie vorsichtig nach links und rechts bewegen. Es sollte so wenig schmerzhaft sein wie möglich.
- In der Regel muss man in diesem Fall jedoch zum Arzt.

Verspannt aufgrund von zu langem Sitzen: Die meisten von uns sitzen viel zu viel und zu lang. Die Folge sind schmerzhafte Verspannungen. Abgesehen von Bewegung und vermehrtem Aufstehen, kann man es mit Aconit Schmerzöl (Internet) versuchen.

Verdauungsbeschwerden

Leider lässt mit zunehmendem Alter nicht nur die Sehkraft nach und die Haut wird faltig, auch die Organe altern. Aus diesem Grund haben viele ältere Menschen Verdauungsbeschwerden, obwohl sie in jungen Jahren keine Probleme damit hatten.

Dahinter können viele Ursachen stecken:

- Kau- und Schluckbeschwerden sowie ein geringerer Speichelfluss.
- Die Muskelkraft der Speiseröhre lässt nach.
- Der Magen produziert weniger Magensäure. Die Folge davon sind Appetitlosigkeit und ein vorzeitiges Sättigungsgefühl.
- Man verträgt Alkohol, Nikotin oder Medikamente schlechter. Die Ursache ist, dass die Schutzfunktion der Magenschleimhaut abnimmt und sich der Magen langsamer entleert.
- Der Dünndarm nimmt nicht mehr so viele Nährstoffe wie z. B. Vitamine auf. Dies kann Mangelerscheinungen zur Folge haben.
- Der Dickdarm benötigt länger für den Transport der Nahrung, da die Muskeln, die für das Weiterschieben des Nahrungsbreis zuständig sind, erschlaffen. Aus diesem Grund leiden so viele ältere Menschen unter Verstopfung.

- Falls die Koordination der Schließmuskeln beeinträchtigt ist, können Störungen des Ausscheidungsablaufs auftreten.

Verstärkt werden diese Probleme durch ein verändertes Geschmacks- und Durstempfinden, schlechte Zähne oder eine schlecht sitzende Zahnprothese.

Gelenkbeschwerden

Knieprobleme: Bei Schmerzen im Knie kann man sich auf einen Tisch setzen und die Unterschenkel 5 Minuten baumeln lassen. Den Effekt dieser Übung kann man steigern, indem man – auch zur Kräftigung der Gelenke – leichte Gewichtsmanschetten trägt. Durch die Erhöhung des Gewichts und den dadurch entstehenden Zug nach unten entsteht mehr Platz im Gelenk, wodurch Schmerzen verringert werden.

Steifigkeitsgefühl: Hier wird empfohlen, die zwickenden Gelenke mit einer Cajeput-Öl-Mischung (Apotheke) zu massieren. In diesem Öl ist Cineol enthalten. Das lindert die Schmerzen und fördert die Durchblutung. Rezept: Eine Mischung aus 9 Tropfen Cajeput-Öl, 2 TL Soja-Öl und 4 Tropfen Weizenkeimöl herstellen.

Knackende Geräusche: Ein knackendes Gelenkgeräusch weist auf fehlende Gelenkflüssigkeit hin. Hört man dieses Geräusch an der Schulter, bietet sich folgende Gymnastikübung an: die Arme ausladend schlenkern, dabei die Handflächen zuerst zum Körper drehen, dann nach außen.

Wenn die Muskeln schmerzen

Schmerzen die Muskeln, schafft meist Wärme Abhilfe, egal ob mit einem Kirschkernkissen oder mit einer Wärmflasche. Hilft das nicht, wirkt vielleicht Folgendes:

Wadenkrämpfe: Augenblicklich aufstehen und die Ferse fest auf den Boden drücken. Anschließend versuchen, die verkrampfte Wade durchzustrecken.

Muskelkater: Hat man neue Übungen zu oft ausprobiert, bekommt man möglicherweise einen Muskelkater. Falsch wäre es, die entsprechende Stelle zu massieren, dann wird es wahrscheinlich noch schlimmer. Gehen Sie lieber öfter in die Sauna oder nehmen Sie ein Bad mit Fichtennadeln oder Rosmarin.

Muskeln schmerzen grundlos: Tun die Muskeln weh, ohne dass man sich vorab angestrengt hat, dann hilft vermutlich eine Massage, am besten dort, wo man die Schmerzpunkte lokalisiert. Massiert man die entsprechende Stelle, z. B. im Nacken, gut durch, verschwinden die Schmerzen hoffentlich bald.

Inkontinenz

Kontinent ist man, wenn man Urin zu einem selbst bestimmten Zeitpunkt an einem Ort seiner Wahl ausscheiden kann. Der Begriff stammt aus dem Lateinischen »continentia« und bedeutet so viel wie Zurückhalten oder Unterdrücken. Mit Inkontinenz bezeichnet man daher das Unvermögen, den Urin zurückzuhalten. Man verliert – ohne es zu wollen – unkontrolliert Harn.

Harninkontinenz kennt man auch als *»Blasenschwä-*

che«. Prinzipiell kommen zwei Ursachen dafür infrage: eine Fehlfunktion der Blase oder eine Schwäche des Verschlussapparates.

Betroffen können alle sein: junge und alte Menschen, Frauen und Männer.

Allein in Deutschland gib es geschätzt über acht Millionen Betroffene, Harninkontinenz ist also eine echte Volkskrankheit. Die Hälfte von ihnen ist über sechzig. Die Mehrzahl sind Frauen, was vor allem auf Schwangerschaften und hormonelle Veränderungen in den Wechseljahren zurückzuführen ist. Bei Frauen liegt das Problem oft an einem schwachen Beckenboden, bei Männern an einer vergrößerten Prostata. Aber es trifft auch Jüngere, die aufgrund eines Unfalls oder Operationen inkontinent werden.

Viele schämen sich deshalb und getrauen sich kaum mehr, unter andere Leute zu gehen aus Angst vor Gerüchen und Bloßstellung, wenn es mal wieder »passiert«. Dennoch wendet sich nur jeder Fünfte an einen Arzt, obwohl alle Bereiche des Alltags und die Lebensqualität von einer Blasenschwäche beeinträchtigt werden. Das Problem ist nicht nur ein gesundheitliches, auch die Seele leidet unter der Verunsicherung und selbst auferlegten Einsamkeit. Durchschnittlich dauert es 2 bis 5 Jahre, bis sich die Betroffenen in ärztliche Behandlung begeben – wenn der Leidensdruck einfach zu groß wird. Dabei ist es wichtig, frühzeitig einen Arzt aufzusuchen, denn Inkontinenz ist eine Erkrankung, die behandelt werden kann.

Heutzutage können bis zu 80 Prozent der Patienten – auch in fortgeschrittenem Alter – von diesem Leiden befreit werden, insbesondere, wenn man es rechtzeitig erkennt. Zumindest kann es deutlich gebessert werden und es gibt zahlreiche natürliche Mittel! Sie wirken oft sogar besser als chemische Präparate. Auch Beckenbodentraining oder Biofeedback hilft – vor allem im Anfangsstadium – äußerst effektiv. In vielen Städten gibt es mittlerweile ärztliche Beratungsstellen der Deutschen Kontinenz Gesellschaft. Dort hilft man Ihnen gerne. Zur Not gibt es entsprechende Hilfsmittel, die den Alltag erträglicher gestalten.

Die Behandlung der Inkontinenz

Um eine Inkontinenz richtig behandeln zu können, muss man zuerst beim Arzt die Ursache und den Auslöser herausfinden.

Bei der Ernährung kann man Stoffe meiden, die die Blase reizen könnten – z. B. scharfe Gewürze oder Kaffee. Man sollte auf das Rauchen verzichten und für eine geregelte Verdauung sorgen (s. vorangegangenes Kapitel).

Falls die Dranginkontinenz seelische (Mit-)Auslöser hat, helfen eventuell Entspannungsverfahren wie autogenes Training.

Einer Inkontinenz vorbeugen

Grundsätzlich kann man einer Inkontinenz gut vorbeugen. Folgendes hilft:

- Präventives Beckenbodentraining. Das betrifft vor allem Frauen nach der Geburt eines Kindes und Menschen mit Bindegewebsschwäche. Auch regelmäßige Bewegung und ein gezieltes Muskeltraining tragen dazu bei. Ausdauersportarten wie Walken, Radfahren, Yoga oder Schwimmen sind gelenkschonend und stärken den Beckenboden. Man sollte zwei- bis dreimal wöchentlich 45 Minuten trainieren.
- Übergewicht vermeiden oder gegebenenfalls reduzieren. Durch Übergewicht erhöht man den Druck im Bauchraum und verstärkt die Belastung auf den Beckenboden. Die Folge kann Inkontinenz sein. Reduziert man sein Gewicht um fünf bis zehn Prozent, halbiert sich die Anzahl der wöchentlichen Inkontinenz-Episoden.
- Wenn möglich schwere körperliche Arbeit reduzieren.

- Es ist wichtig, sich gesund zu ernähren (s. Teil II dieses Buches). Damit sollte man die Blasenfunktion bis ins hohe Alter erhalten können.
- Damit man keinen Infekt bekommt, sollten vor allem die Füße und die Blase immer warm eingepackt sein, denn nicht nur chronischer Husten belastet den Beckenboden und begünstigt Inkontinenz.
- Eine Verstopfung belastet den Beckenboden ebenfalls. Dagegen hilft oft eine ballaststoffreiche Ernährung. Damit erreicht man meist einen regelmäßigen Stuhlgang ohne Pressen und entlastet das Schließmuskelsystem.
- Wechselduschen sind gut, um das Immunsystem zu stärken, kalt-warme Kneippgüsse oder Saunabesuche ebenfalls. Einen Kneippguss beginnt man immer mit der herzfernen, also der rechten Seite. Diese Reihenfolge sollte man seinem Herzen zuliebe unbedingt einhalten. Den Knieguss beginnt man bei den Zehen und geht außen bis zum Knie. Dann fährt man fort, indem man langsam den Wasserstrahl über die Innenseite des Beines zurückführt.
- Die Blasenentleerung sollte regelmäßig geschehen, etwa siebenmal täglich, je nachdem wie viel man trinkt. Harnverlust tritt oft erst bei größerer Blasenfüllung auf – eine regelmäßige Entleerung hilft also, einer Inkontinenz vorzubeugen.
- Entspannt auf die Toilette setzen, sich Zeit nehmen und richtig hinsetzen. Auf der Toilette sollte man sich nie beeilen.
- Beim Wasserlassen niemals pressen, auch wenn es etwas länger dauern sollte. Haben Sie Geduld und lassen Sie den Urin laufen.
- Die Blase nach Möglichkeit immer vollständig entleeren.

Diese und weitere Tipps sowie Informationen finden Sie in »Blasenprobleme natürlich behandeln« (s. Anhang, Quellen).

Raus aus der Einsamkeit – ab heute bin ich im Ruhestand!

Morgens nicht mehr so früh aufstehen müssen, nicht mehr zur Arbeitsstätte fahren – ein tolles Gefühl, endlich im Ruhestand zu sein! Doch längstens nach ein paar Wochen hat man sich daran gewöhnt und irgendwie geht einem etwas ab. Nämlich eine Beschäftigung, die spannend ist und einem ein erfülltes Leben garantiert. Es ist schon komisch: All die Ruhe, Zeit und Freiheit, die man sich während des Berufslebens gewünscht hat, wird plötzlich zur Belastung oder Irritation. Man hat keine Aufgaben mehr und die Kollegen sind auch weg.

Es schleicht sich eine gewisse Langeweile in Ihren Alltag ein. Ja, es gibt ab und zu Familienfeste, ein paar Dinge sind aufzuarbeiten, hie und da hat man einen Arzttermin, doch das soll künftig alles sein? Auch Ihr Partner kann mit Ihnen und der neuen Situation schlecht umgehen, Streit ist vorprogrammiert.

Jetzt muss man sich wohl eingestehen, dass es wichtig ist – oder gewesen wäre – den Ruhestand zu planen. Dieser neue Lebensabschnitt – der dritte Lebensabschnitt – sollte doch eigentlich der beste sein. Aber er erfordert neben einem genauen Timing auch eine Planung mit dem Lebenspartner (Ehepartner). Studien bewiesen: Einsamkeit ist so schädlich wie Rauchen oder Fettsucht.

Doch was tun, wenn Sie schon im Ruhestand sind und Sie das Gefühl der Langeweile überkommt?

Zu Beginn Ihres Ruhestands war noch alles eitel Wonne und Sonnenschein, doch jetzt überkommt Sie immer öfter das Gefühl der Langeweile? Die vielen Stunden an freier Zeit mit (sinnvollen) Tätigkeiten zu füllen, ist für viele durchaus eine Herausforderung.

Zum Glück gibt es zahlreiche Möglichkeiten, je nach

eigener Einstellung, Hobbys und Persönlichkeit. Hier einige Tipps:

- Schaffen Sie sich ein soziales Umfeld (Nachbarkontakte, Clubs – auch im Internet, Vereine, Fixtermine mit Freunden). Jetzt haben Sie die Zeit, alte Freundschaften wiederzubeleben, denn Freunde verlängern die Lebenserwartung.
- Planen Sie den Tag und die Woche vor, schreiben Sie auf, was Sie wann und mit wem machen wollen. So haben Sie ein Zeitgerüst und Fixpunkte, auf die Sie sich freuen können.
- Strukturieren Sie Ihren Alltag neu – inklusive Ihrer Beziehung: Wer geht einkaufen? Wer räumt den Geschirrspüler aus? Wer macht Frühstück?
- Planen Sie all diese Aufgaben mit Ihrem Partner. Das heißt nicht, dass immer alles gemeinsam gemacht werden muss.
- Trauen Sie sich, zu einer Seniorenberatungsstelle zu gehen. Die zeigen Ihnen neue Wege und Lösungen auf.
- Entdecken Sie neue Seiten an sich – vielleicht ergibt sich daraus ein neues Hobby.
  Schauen Sie immer wieder auf:
  https://besserlaengerleben.at (Österreich) oder
  https://besserlaengerleben.de (Deutschland)
  und holen Sie sich Tipps.

Weitere Links:

www.familieninsel.at/index.html
www.seniorenbund.at
www.pvoe.at
seniorinnen.gruene.at
www.bagso.de/:BAGSO – Bundesarbeitsgemeinschaft der Seniorenorganisationen e.V.

Kultur: Kulturelle Aktivitäten wie Museums-, Kino- oder Theaterbesuche, Kunstausstellungen oder Konzerte machen nicht nur Spaß, sondern sind auch für unsere Gesundheit gut. Sie schützen im Alter vor Depressionen – ist man zumindest einmal pro Monat kulturell aktiv und interessiert, sinkt das Risiko in höherem Alter an einer Depression zu erkranken um die Hälfte.

Ehrenamtliche Tätigkeiten: Es gibt zahlreiche Vereine, die froh sind, wenn sich Rentner & Co. mit ihrer freien Zeit einbringen. Gleichzeitig tut es Ihrer Seele gut und lässt keine Langeweile aufkommen.

Einen neuen Beruf ergreifen?

Als mein Vater in Rente ging, meldete er sich beim Arbeitsamt als Statist. Er trat an der Oper auf, in »Aktenzeichen XY ungelöst«, in verschiedenen Serien und teilte sich mit berühmten Schauspielern eine Garderobe. Er hatte fortan viel zu erzählen.

Andere backen gerne Kuchen und wieder andere benötigen oder hätten gerne einen. Vielleicht schließen Sie sich einer diesbezüglichen Alternative an oder gründen selbst eine?

Vielleicht ergeben sich Möglichkeiten in Ihrem ehemaligen Beruf?

Sie können auch kleine Jobs annehmen wie Baby- oder Hundesitting, Gartenarbeiten, Start-up-Berater oder Seniorenbetreuer im Fitnessclub. Möglichkeiten gibt es immer.

Der große Vorteil am Ältersein: Sie haben Erfahrung, breite Fähigkeiten und Kompetenzen und gelten als weise. Das sind doch gute Argumente, oder?

Etwas Neues lernen fördert die Gesundheit

Ob Abitur oder nicht, den Kopf zu fordern schützt vor Demenz und fördert ein langes, gesundes Leben. 55.000 Ältere studieren in Deutschland, so der Akademische Verein der

Senioren. Die grauen Zellen wachsen weiter, wenn sie trainiert werden. Man muss es ja nicht in Vollzeit betreiben, auch als Gasthörer ist man willkommen und bekommt Kontakt zu Jüngeren.

Es gibt auch die Möglichkeit eines Zertifikatsstudiums. Es läuft über 4 bis 5 Semester. Man macht Prüfungen und bekommt ein Zertifikat. Abitur ist dafür genauso wenig erforderlich wie als Gasthörer oder im Seniorenstudium. Wenn Sie mehr darüber wissen wollen: siehe www.avds.de (Akademischer Verein der Senioren). 100 bis 300 Euro Gebühren pro Semester kostet das an den meisten Unis. Auskunft erteilen auch die Studentensekretariate und die jeweiligen Fachbereiche.

Familie: Kinder und Enkelkinder benötigen oft Hilfe und das vertreibt die Einsamkeit in der Regel sehr gut. Ob man nun für sie einkauft oder auf den Nachwuchs aufpasst, wenn die Eltern gerade etwas anderes zu erledigen haben – Oma und Opa sind meist gern gesehen. Das funktioniert natürlich am besten, wenn Kinder und Enkelkinder in der Nähe wohnen ...

Anderen helfen: Es gibt sehr viele Menschen, denen es nicht gut geht. Wenn Sie helfen wollen: Es werden Besuche in Krankenhäusern vermittelt (die sogenannten »Grünen Damen« oder »Grünen Herren«) für Patienten, die sonst ständig allein sind. Vielleicht haben Sie eine Nachbarschaftshilfe vor Ort, die sicher weiß, wo Hilfe gebraucht ist. Es dauert vermutlich einige Zeit, bis Sie Anschluss gefunden haben. Aber dann wird Ihre Zeit knapp werden!

GEHEIMNIS X

GESUND 100 JAHRE ALT WERDEN – GEHT DAS?

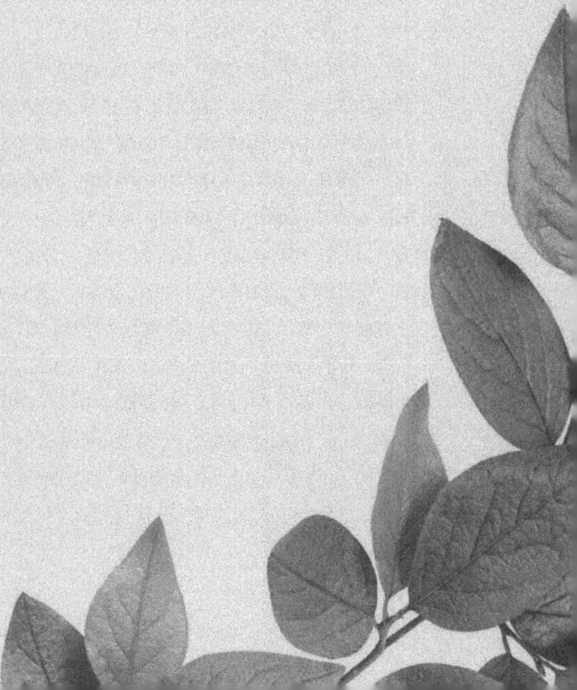

Noch nie gab es so viele Frauen und Männer, die ein hohes Alter erreichen. Sofern man gesund ist, kann man das auch genießen.

Jeanne Calment hat mit 122 Jahren bislang am längsten gelebt, Männer erreichten bisher maximal 116 Jahre. Die besten Ratschläge, um 100 Jahre alt zu werden, sind, auf das Rauchen zu verzichten und sich körperlich fit zu halten. Gut ausgebildete Frauen haben die besten Chancen, in den Klub der Hundertjährigen aufgenommen zu werden.

Will man die genetisch vorgegebene Lebenserwartung ausschöpfen, muss man sich gesund ernähren und ausreichend bewegen. Wichtig sind außerdem soziale Kontakte.

Ein Problem der Hochbetagten ist, dass sie oft mangelernährt sind (s. Kapitel II. 2). Deshalb ist es wichtig, genügend Kalorien und vor allem Eiweiß zu sich zu nehmen. Man weiß inzwischen, dass mangelernährte Patienten um 80 Prozent länger im Krankenhaus bleiben und ihr Sterberisiko fünffach höher ist.

Ein Blutbild zeigt, ob eine Mangelernährung vorliegt – falls ja, kann man sofort einschreiten und etwas dagegen unternehmen. Durch die adaptierte Ernährung verbessert sich der Allgemeinzustand, wodurch die Menschen wieder aktiver und eigenständiger werden.

Eine hohe Stressbelastung ist dem Altwerden nicht förderlich, ebenso wenig wie Umweltfaktoren wie etwa hohe Schadstoffbelastung oder ungesunde Nahrungszusätze.

Wie sind Hundertjährige nun so alt geworden? Sie sind kontaktfreudig, verträglich und in einen Kreis von Verwandten, Freunden und Bekannten eingebunden. Sie sind für andere Menschen interessant, deshalb sind sie beliebt – und sie tun einiges, sich diese Gesellschaft zu erhalten. Sie interessieren sich für das Weltgeschehen und haben auch etwas dazu zu sagen. Man nimmt sie nicht als »alt« wahr: Sie sind geistig beweglich und haben eine weltoffene Einstellung, die ihre körperlichen Einschränkungen zum Nebenschauplatz machen.

Auch Bewegung ist wichtig. Man hat z. B. das Treppensteigen genauer erforscht. US-Amerikaner stellten fest, dass jede zu Fuß erklommene Etage das Leben um 4 Sekunden verlängern kann. Mit anderen Worten: Eine Person, die im zweiten Stock wohnt und 40 Jahre lang morgens treppab zur Arbeit geht und abends treppauf in ihre Wohnung geht, hat ihrem Leben mindestens drei zusätzliche Tage geschenkt. Um gesund zu bleiben, ist es wichtig, an fünf Tagen der Woche mindestens 30 Minuten mäßig aktiv zu sein, oder an drei Tagen wöchentlich mindestens 20 Minuten etwas herausfordernden Ausdauersport zu betreiben, um die Gesundheit bis ins hohe Alter zu erhalten. Dieses Training sollte die alltäglichen Routineaktivitäten ergänzen, wie Einkaufen oder den Hund ausführen. Mäßig anstrengend heißt, dass man auf einer Skala, auf der Sitzen 0 und sich völlig verausgaben 10 bedeutet, etwa in der Mitte liegt: Das Herz schlägt spürbar schneller, der Atem geht rascher.

Welche Forschungen rund um das Älterwerden gibt es?

In Deutschland, Österreich und der Schweiz gibt es viele Institutionen, die sich mit dem Thema Altern und Gesundheit beschäftigen. Die genauen Adressen finden Sie im Anhang. Beispielhaft sind folgende:

Das Netzwerk Alternsforschung (NAR), Heidelberg, Dr. Birgit Teichmann (Wissenschafts-Management) bietet Informationen zu den aktuellen Forschungsthemen: sportliche Aktivität fördern, Projekt »Life ist Life«, Demenz und Gebrechlichkeit mit dem Schwerpunktthema »Eiweißreich (mit Hülsenfrüchten) essen«, Zweisprachigkeit und Demenz, Techniknutzung und Bewegung, z. B. Schrittzähler, Internet etc.

Deutsches Zentrum für Altersfragen (DZA): Laut Auskunft im Internet forscht das DZA zu Fragen des Alters und Alterns und stellt Gesellschaft und Politik sowie dem akademischen Diskurs aktuelle und innovative Informationen zur Verfügung. »Um Altersfragen in gesellschaftlicher und individueller Perspektive angemessen zu untersuchen, ist es notwendig, den sozialen und kulturellen Wandel, individuelle Entwicklungsprozesse sowie gesellschaftliche Verteilungen und die Strukturen sozialer Ungleichheit aufeinander zu beziehen.«[19]

Am DZA beschäftigt man sich schwerpunktmäßig mit folgenden Themen: Die Coronapandemie und ältere Menschen, soziale Beziehungen: Familie, Freund/innen, Einsamkeit, Hilfe, Unterstützung, familiäre Pflege, Wohnen und Nachbarschaft, freiwilliges Engagement, Ehrenamt, Arbeit und Ruhestand, Übergänge, Alterssicherung, Einkommen, Vermögen, Altersarmut, Erbschaften.

Max-Planck-Institut für Biologie des Alterns, Köln: Das übergeordnete Forschungsziel des MPI für Biologie des Alterns ist es, fundamentale Erkenntnisse zum Alterungsprozess zu gewinnen und so den Weg dafür zu ebnen, dass Menschen gesünder altern können.

In Österreich findet man z. B. folgende Institutionen: Das Institut für Alternsforschung, Wien. Es handelt sich um

- ein Forschungsinstitut zur Erfassung und Evaluation physischer, psychischer, sozialer, emotionaler und kontextueller Faktoren des Alterungsprozesses
- und ein daran angeschlossenes Zentrum für Gedächtnisvorsorge

Österreichische Plattform für Interdisziplinäre Alternsfragen (ÖPIA), Wien: Die ÖPIA wurde als nationale Wissenschaftsplattform von führenden österreichischen Wissenschaftlerinnen und Wissenschaftlern verschiedener Disziplinen gegründet. Die Organisation beschäftigt sich mit Fragen des Alter(n)s und den Perspektiven der gesellschaftlichen Alterung. Die Organisation ist gemeinnützig, überparteilich, unabhängig und dient dem Kontakt und der nationalen interdisziplinären Zusammenarbeit sowie der internationalen wissenschaftlichen Vernetzung. Ihre Fragestellungen betreffen alle Schichten der Bevölkerung und alle Generationen.

Erledigungen, die man ab 60 nicht vergessen sollte!

Leider ist das Leben endlich. Daher ist es wichtig, an bestimmte Dinge zu denken, wenn man in den Ruhestand geht. Welche Untersuchungen und Impfungen wichtig sind, konnten Sie im ersten Abschnitt lesen (Kapitel I. 7: Welche Untersuchungen sind wichtig?). Wenn das Leben zu Ende geht, können Sie mithilfe einer Patientenverfügung festlegen, welche medizinischen Maßnahmen im Bedarfsfall durchzuführen oder zu unterlassen sind, falls Sie nicht mehr selbst entscheiden können. Man kann sie bereits mit der Volljährigkeit unterzeichnen und jederzeit formlos widerrufen. Dabei ist es sinnvoll, sich von einer Ärztin, einem Arzt oder einer anderen fachkundigen Person beraten zu lassen, zu der man Vertrauen hat. Treffen Sie darin die konkreten Festlegungen, sind die Ärzte und Pflegekräfte daran gebunden. Die gesetzlichen Vertreter haben dem Willen der Patienten lediglich Ausdruck und Geltung zu verschaffen.

Wenn Sie Hilfe bei der Erstellung einer derartigen Verfügung möchten, können Sie als Anregung und Formulierungshilfe die Textbausteine vom Bundesministerium der Justiz und für Verbraucherschutz in Deutschland und Österreich nutzen(die Textbausteine für eine schriftliche Patientenverfügung finden Sie als 01/2019.pdf oder auch im Magazin: https://besserlaengerleben.at/news/dies-und-das/wie-muss-eine-patientenverfugung-aussehen.html).

Haben Sie keine Patientenverfügung erstellt oder sind die Festlegungen in einer Patientenverfügung zu unkonkret oder allgemein, entscheiden Ihre gesetzlichen Vertreter gemeinsam mit dem Arzt auf der Grundlage des mutmaßlichen Patientenwillens über die anstehende Behandlung. Können sich diese Personen bei besonders folgenschweren Entscheidungen nicht darüber einigen, ob die beabsichtigte Entscheidung auch tatsächlich dem Willen der betroffenen Patientin oder des Patienten entspricht, muss die Genehmigung des Betreuungsgerichts eingeholt werden.

Ebenso wichtig wie die Patientenverfügung ist eine Vorsorgevollmacht (www.bmjv.de/SharedDocs/Downloads/DE/Service/Formulare/Vorsorgevollmacht.html und: vollmacht.pdf), in der Sie (anstelle Ihres Betreuers) festlegen können, wie mit Ihnen vorgegangen wird, falls Sie es selbst nicht mehr entscheiden können.

Den Alltag erleichtern

So schön die Vorstellung eines langen Lebens auch ist, wir dürfen nicht vergessen, dass sich langsam Einschränkungen einstellen. Da zwickt es hier, die Sehstärke lässt nach und der Gang in den Supermarkt wird beschwerlicher. Trotzdem will jeder so lange wie möglich ein unabhängiges und selbstbestimmtes Leben führen.

Welche fünf Tools das Leben für Senioren deutlich erleichtern und eine Fortsetzung des bisherigen Alltags sicherstellen, hat das Team der Cibes Lift Deutschland GmbH www.cibeslift.com/de/ zusammengestellt.

Lieferservice: Inzwischen kann man sich fast alles vor

die Haustür liefern lassen. Von Kleidung über Blumen und Technik bis hin zu Lebensmitteln kann man online bestellen, was das Herz begehrt. Hat man mal weder Lust noch Zeit, im Supermarkt an der Kasse zu stehen, lässt man sich alles einfach und bequem nach Hause bringen.

Küchenmaschine: Tiefkühlkost und sich das Essen ständig liefern zu lassen, ist auf Dauer keine Option? Muss auch nicht sein: Eine gute Küchenmaschine erleichtert das Kochen erheblich. Sie zerkleinert, schneidet in Scheiben, mahlt und püriert (und einige kochen sogar), sodass mit wenigen Handgriffen das Lieblingsgericht auf dem Tisch steht. Und auch auf süße Vorlieben muss man mit einem solchen Gerät nicht verzichten, da Kuchen, Cupcakes & Co. sich im Nu zubereiten lassen.

Homelift: Wohnt man in einem Haus oder einer Wohnung mit mindestens zwei Etagen, wird irgendwann die Treppe von einer lästigen Angelegenheit zum Hindernis. Da kommt einem ein Homelift gerade recht: Aufgrund seiner geringen Größe und Adaptierungsmöglichen fügt er sich harmonisch ins eigene Heim ein, lässt einen das Schreckgespenst Treppe endlich vergessen und sorgt dafür, dass man möglichst lange im eigenen Zuhause bleiben kann.

E-Bikes & Pedelecs: Auch mit fortgeschrittenem Alter hat man irgendwann genug von den eigenen vier Wänden. Fahrradfans haben mit einem E-Bike bestimmt ihren Spaß und machen außerdem ordentlich Bewegung. Und wenn der Hügel doch zu steil wird, hilft der Motor mit. Studien belegen, dass E-Bike-Fahrer mit ihrem Zweirad deutlich längere Strecken zurücklegen als herkömmliche Radfahrer, weil sie sich mehr zutrauen, was sich positiv auf ihre Selbstvertrauen auswirkt. Und die frische Luft sorgt für viel Sauerstoff im Blut und einen ausgeglichenen Geist.

Smartwatches: Die »klugen« Uhren sind inzwischen echte Alleskönner. Schrittzähler, Pulsmesser, GPS-Modul, Notfall-Funktion, Medikamentenerinnerung – volle Unterstützung für Senioren! Ausführungen mit einem seitlichen Auswahlknopf eignen sich gut für ältere Semester, weil so die Uhr leichter zu bedienen ist.

Obwohl es zahlreiche praktische Apps (= Anwendungen) gibt, die Senioren das Leben erleichtern, scheuen sich viele, technische Geräte zu nutzen. Da können die Kinder oder Enkelkinder helfen und die Bedienung erklären. So kommt die Familie zusammen und die Menschen lernen voneinander.

»Wenn Senioren offen für die Verwendung von technischen Geräten und Services sind, können sie die große Vielfalt nutzen, um in einem noch nie da gewesenen Ausmaß auch weiterhin eigenständig am gesellschaftlichen Leben teilzuhaben«, sagt Jaschar Mahmoudian, Geschäftsführer der Cibes Lift Deutschland GmbH.[20]

Okinawa: 100 Jahre jung und gesund – Was machen die richtig und wir falsch?

»Insel der Hundertjährigen« wird die Insel Okinawa im Süden Japans genannt. Japaner haben generell weltweit die höchste Lebenserwartung, aber auf Okinawa erreichen besonders viele Menschen den 100. Geburtstag. Dort gibt es auch 82 Prozent weniger Brustkrebsfälle als z. B. in Deutschland. Bis heute weiß man nicht genau, was die Einheimischen dort so alt werden lässt, ob es die gesunde Ernährung oder die Gene oder eine Kombination aus vielen Faktoren sind. Wir haben einige Dinge aufgelistet, was Okinawas Bewohner tun, um gesund 100 Jahre alt zu werden.

In Okinawa kommen kaum Fertiggerichte auf den Tisch. Die Bewohner nehmen meist traditionelles Essen zu sich und bewegen sich viel!

Prof. Makoto Suzuki forscht seit 25 Jahren am Zentrum für Langlebigkeit in Okinawa. Er ist der Ansicht, dass folgende vier Gründe für die Langlebigkeit der Bewohner ausschlaggebend sind:

- Die besondere Esskultur
- Körperliche Aktivität mit viel Arbeit auf dem Feld
- Eine Lebensaufgabe und Tätigkeit bis ins hohe Alter
- Ein gefestigtes soziales Netzwerk – man hilft sich gegenseitig

Obwohl Prof. Suzuki 84 Jahre alt ist, arbeitet er immer noch im Krankenhaus – von Montag bis Samstag. Und am Sonntag arbeitet er auf dem Feld. Er rät auch, sich nur zu 80 Prozent satt zu essen. So hat der Körper mehr Zeit zu verdauen und bleibt schlank. Das Krebsrisiko sinkt und unser Organismus hat mehr Zeit für Reparaturen. Für Prof. Suzuki ist klar: Es gibt einen Zusammenhang zwischen Krebs und Ernährung.

Selbstverständlich leben auch die Bewohner von Okinawa nicht ewig und müssen irgendwann sterben. Doch viele von ihnen können auf 100 Jahre oder mehr zurückblicken. Dann werden sie schwächer und schlafen irgendwann ein. Ein Traum? Wohl für die Mehrheit von uns.

20 goldene Regeln, um biologisch jung zu bleiben und das biologische Alter zu reduzieren

Warum sehen manche beneidenswert jung aus, obwohl das Datum auf ihrer Geburtsurkunde etwas anderes sagt? »Das liegt bestimmt an ihren Genen«, werden Sie vielleicht denken. Das stimmt auch, doch es gibt noch andere Faktoren, die die Jugend erhalten.

Kennen Sie den Begriff »psychologische Jugend«? Gemeint sind damit Verhaltenseigenschaften und geistige Merkmale, die es einer Person ermöglichen, jünger, fröhlicher und schöner auszusehen. Diese Menschen fühlen sich fit und gesund, treiben Sport, gehen Hobbys nach und scheuen sich nicht, Computerspiele zu spielen. Jung bleiben und so auszusehen, hat wenig mit Glück zu tun. Lebt man gesund, hat man eine deutlich höhere Lebenserwartung: Bei Frauen sind das 14 Jahre mehr, bei Männern 17 Jahre.

Einige Regeln sollte man durchaus befolgen, will man die biologische Uhr zurückdrehen:

- *Wahrnehmung:* Sieht man jung aus, kommt einem das Leben leichter vor. Das bedeutet jedoch nicht, oberflächlich zu sein, keine tiefen Gefühle empfinden zu können oder keine Schwierigkeiten im Leben zu haben. Diese Menschen wissen aber, wie man negative Gefühle loslässt und Stress abbaut.
- *Humor:* Lacht man viel, verlängert dies das Leben und die Jugendlichkeit und wirkt sich positiv auf den Hormonhaushalt aus. Ist man es gewöhnt, das Leben und seine Überraschungen mit Humor zu nehmen, trägt diese positive Grundstimmung dazu bei, jung zu bleiben.
- *Flexibilität:* Eine Person, die jung bleibt, ist geistig flexibel und anpassungsfähig. Diese Menschen machen plötzlich mit 50, 60 und mehr Jahren eine Weltreise, wechseln Jobs, Wohnungen und Freunde. Wichtig ist die Flexibilität des Geistes, die dem Körper die Botschaft vermittelt, lange zu leben und ein reiches Leben zu führen, mit den Körperressourcen, die man durch geistige Flexibilität erreicht.
- *Stress reduzieren:* Ob man Aromaöle, ein heißes Bad oder entspannende Musik einsetzt – egal, Hauptsache, man reduziert den krank machenden Stress. Stressmanagement kann man lernen – ebenso wie Entspannung (Progressive Muskelentspannung, autogenes Training, Tai-Chi …).

Damit kann man die Hormonwerte normalisieren und die Menge an schädlichen Stresshormonen senken.

- *Schlaf:* Im Schlaf regeneriert sich der gesamte Organismus und schöpft neue Kraft. Die Selbstheilungskräfte bleiben erhalten. Schlaf ist ein besonders wichtiger Faktor für das Jungbleiben. Bei Schlafentzug steigt das Stresshormon Kortisol. Die Folge: Die Immunabwehr des Körpers wird geschwächt. Und wer weniger als 8 Stunden schläft, hat mehr Appetit!
- *In Bewegung bleiben:* Bewegung und Sport sind ein wahrer Jungbrunnen. Männliche Jogger leben im Vergleich zu Inaktiven im Schnitt um 6,2 Jahre länger, Frauen um 5,6 Jahre. Ausdauersport stärkt Herz und Kreislauf und mindert das Risiko, an Krebs oder Alzheimer zu erkranken.
- *Sport regt die körpereigene Reparaturfähigkeit an.* Dadurch treten weniger Zellschäden auf und der Körper altert langsamer.
- *Auf das Gewicht achten:* Alle Hundertjährigen haben ein niedriges Gewicht, einige sind normalgewichtig, keiner ist übergewichtig. Wer schlank ist, belastet seinen Organismus am wenigsten und hat bessere Chancen, ein höheres Alter zu erreichen. Alle Krankheiten, die mit Übergewicht einhergehen, rauben Lebensjahre und erhöhen das biologische Alter.
  Bei einem Übergewicht von mehr als 30 kg verliert man etwa drei Lebensjahre.
  Aber nicht nur ein Zuviel schadet. Mit zunehmendem Alter wird der Blick auf die Waage wichtig, um einen Gewichtsverlust zu erkennen. Denn dies kann ein Warnhinweis für Krankheiten oder altersbedingten Muskelschwund sein, der Gebrechlichkeit und gefährliche Stürze begünstigt.
- *Gute Freunde sind wichtig:* Der Mensch ist seiner Natur nach ein soziales Wesen, gute Freunde sind also nicht

nur wichtig fürs Wohlbefinden, sondern helfen, das Gehirn zu aktivieren und einer Demenz vorzubeugen. Auch eine erfüllte Partnerschaft ist hilfreich. So sang die Pop-Gruppe ABBA schon vor langer Zeit »Lovers live a little bit longer«. Tatsächlich fand man heraus, dass glücklich verheiratete Paare länger leben. Zusätzlich lassen sich gesundheitsfördernde Aktivitäten leichter umsetzen, wenn der Partner mitmacht.

- *Rauchen und Alkoholgenuss reduziert die Lebenserwartung:* Nicht nur, dass Rauchen die häufigste Ursache von Lungenkrebs ist, es schadet dem Herz-Kreislauf-System und kann Atemwegserkrankungen wie COPD (chronisch-obstruktive Lungenerkrankung) auslösen. Und Rauchen verkürzt die Lebenszeit durchschnittlich um etwa 10 Jahre. Selbst wenn man erst spät die Finger vom Glimmstängel lässt, kann man sein Risiko für Folgekrankheiten noch deutlich bessern. Übrigens: Alkohol multipliziert das Risiko, durch Rauchen an Lungen- und Darmkrebs zu sterben – bei Frauen noch mehr als bei Männern.
  Generell: ob Raucher oder nicht, wenig Alkohol zu trinken erhöht die Lebenserwartung. Trinken Männer mehr als vier alkoholische Getränke pro Tag, verlieren sie etwa 3,1 Lebensjahre, bei Frauen genügt ein Getränk täglich für den Verlust von einem Lebensjahr.
- *Essen Sie möglichst zweimal Fisch und maximal dreimal Fleisch pro Woche, viel Obst, Gemüse und vollwertig!* Gesundheitsfördernde Pflanzenstoffe helfen den Zellen, nachweislich besser mit schädlichen Stoffwechselprodukten fertigzuwerden. Damit verhindern sie das vorzeitige Absterben der Zellen. Der Körper bleibt durch bewusste Ernährung länger jung.
  Dazu gehört, wenig Fett, Zucker und Fleisch zu essen. So verliert man bei einem hohen Fleisch- und Wurstkonsum (mehr als 120 g/Tag) als Mann etwa 1,4 Lebens-

jahre, bei Frauen sind es 2,4 Jahre. Isst man weniger als 200 g Obst und/oder Gemüse am Tag, kostet das Männer 1,3 Lebensjahre, Frauen etwa 0,8.
Die benötigten Nährstoffe sind in den Lebensmitteln in jeweils unterschiedlicher Menge und Zusammensetzung vorhanden. Leider gibt es kein einziges Lebensmittel, in dem alle Nährstoffe entsprechend dem Bedarf enthalten sind. Daher ist eine ausreichende Versorgung mit allem, was der Körper braucht, nur dann gewährleistet, wenn man vielseitig und abwechslungsreich isst.
Im Zuge der Nachhaltigkeit ist es wichtig, so wenig Lebensmittel wie möglich wegzuwerfen. Das gilt jedoch nicht für geschimmelte und gefaulte Lebensmittel. Diese unbedingt entsorgen. Wenn man Lebensmittel länger aufheben will, am besten einfrieren oder zumindest in den Kühlschrank geben.
Es ist außerdem wichtig, so wenig Lebensmittelzusatzstoffe wie möglich zu sich zu nehmen. Dies erreichen Sie mit möglichst wenig Fertigkost (s. Kapitel II. 9) und durch den Genuss von Bio-Lebensmitteln – denn hier sind nur 36 Zusatzstoffe erlaubt. Damit erspart man sich knapp 300 andere. Außerdem entsteht der Geschmack nicht aus irgendwelchen Aromastoffen aus dem Chemielabor, sondern durch das Lebensmittel selbst.
Sehr wichtig ist es, Zucker einzusparen. Das gilt auch für Honig, Sirup und andere Süßungsmittel. Natürliche Süßungsmittel wie Stevia und Erythrit sind ein guter Ersatz.

- *Vorsorgeuntersuchungen wahrnehmen!* Je früher eine Krankheit entdeckt wird, desto eher kann man sie heilen. Mit dem Vorsorgerechner auf www.apotheken-umschau.de (www.apotheken-umschau.de/vorsorge-rechner) erfahren Sie, welche Untersuchungen die Kasse in Deutschland wann zahlt.
- *Behandeln Sie sich selbst gut!* Dauer-Stress ist nicht gut für die Lebenserwartung. Anhaltende psychische Belas-

tungen schwächen das Immunsystem und begünstigen Herzerkrankungen. Machen Sie es wie Balu, der Bär aus dem »Dschungelbuch«, und versuchen Sie es mit Gemütlichkeit. Auch Yoga und autogenes Training eignen sich zum Stressabbau.

- *Neues lernen bewahrt vor Demenzerkrankungen:* Ob es ein neues Musikinstrument ist oder eine neue Fremdsprache bzw. ein Töpferkurs: Jede Herausforderung ist gut fürs Gehirn und erhöht Ihre Chancen, gesund alt zu werden. Immer wenn man etwas Neues lernt, bilden sich neue Verschaltungen im Gehirn. Das kann geistigem Abbau und Demenz im Alter entgegenwirken. Junge Menschen lernen ständig dazu. Dies hängt mit Flexibilität und Anpassungsfähigkeit zusammen: Sie können sich an Neues anpassen und Neuigkeiten wahrnehmen. Das erinnert an Glücksgefühle in der Kindheit. Lernt man immer wieder etwas Neues, aktiviert man sich selbst und eine ganze Reihe von psychischen Phänomenen, die helfen, jung auszusehen und sich jung zu fühlen. Es muss für Sie nur interessant sein, dann kann man sogar im hohen Alter Neues lernen.
- *Auch die Zähne sind wichtig:* Kranke Zähne können sich auf den ganzen Körper auswirken. Entzündungen in der Mundhöhle können sich auf den ganzen Mundbereich und darüber hinaus ausbreiten. Parodontitis gilt sogar als eigenständiger Risikofaktor für Herz-Kreislauf-Erkrankungen. Es hilft alles nichts, aber tägliche Zahnpflege und ein regelmäßiger Zahnarztbesuch gehören zu einem langen, gesunden Leben!
- *Optimistisch bleiben:* Optimismus hilft nicht nur, die vielen kleinen und großen Unebenheiten im Leben leichter zu bewältigen, er scheint auch gesund zu sein. Eine US-amerikanische Studie zeigte, dass Optimisten länger leben als Menschen, die ihr Leben überwiegend negativ betrachten – zumindest, wenn es sich bei ihnen um

Frauen handelt. Lachen hält jung. Am besten man sucht Menschen, mit denen man etwas zu lachen hat.

- *Auf dem neuesten Stand bleiben:* Versuchen Sie, immer auf dem neuesten Stand zu bleiben. Das bedeutet nicht, einen Modetrend mitzumachen, der einem nicht gefällt, sondern seinen eigenen Stil zu finden. Die Frisur, die Kleidung und den Interessenkreis kann man auch in fortgeschrittenem Alter ändern.
- *Die Haut:* Die Haut ist der Spiegel der Lebensführung. An ihr sehen wir, ob wir genügend Vitamine, Mineral- und sekundäre Pflanzenstoffe zu uns genommen haben. Stimmen Nährstoffe und Durchblutung, ist die Haut fest und rosig. Gesunde Ernährung, Sport und sorgfältige Pflege (siehe Teil V) sind deshalb für sie besonders wichtig. Schönheitsoperationen sind dagegen in der Regel schmerzhaft, bergen Risiken und ihre Wirkung hält oft nicht lange an. Hören Sie lieber auf zu rauchen, verwenden Sie Sonnenschutz und gute Pflegeprodukte. Auch den antioxidativen Pflanzenstoffen, die man z. B. in Beeren oder Tomaten findet, wird ein wenig Sonnenschutz und Glättung nachgesagt. Welche Zusätze in Pflegecremes Wirkung zeigen, erfahren Sie ebenfalls in Teil V dieses Buches.
- *Die Sonne:* Sonnenbäder sollte man seinem Hauttyp anpassen und unbedingt einen Sonnenbrand vermeiden, denn die Haut vergisst nichts. In Maßen ist Sonne jedoch gesund und wichtig, damit der Körper mithilfe bestimmter UV-Strahlen Vitamin D bilden kann.
- *Liebe und Sex:* Eine gute Beziehung hält jung – falls bei der körperlichen Liebe Probleme auftreten, sollte man sich an einen Arzt wenden. Er oder sie kann feststellen, ob die Durchblutung stimmt und die Hormone ausreichen.
- *Beschäftigung:* Langeweile ist nicht gut für die Lebenserwartung. In einer Studie[21] wurde gezeigt, dass Men-

schen, die nach dem 65. Lebensjahr noch einer Arbeit nachgingen, 4 Jahre länger lebten. Eine sinnvolle Tätigkeit ist also wichtig. Das kann z. B. auch bei der Nachbarschaftshilfe sein, die sicher Hilfe gebrauchen kann.

Zum Schluss noch ein paar Geheimnisse für ein langes, gesundes Leben

- Krankheiten so vorzubeugen, dass man sie erst gar nicht bekommt
- Die richtige Ernährung, um gesund alt zu werden
- Das Gehirn so unterstützen, dass man auch als 100-Jährige/r noch die Uni besuchen kann
- Im Alter niemals einsam sein
- Gut aussehen, auch wenn man älter ist
- Beweglich bleiben, auch wenn man uralt wird
- Im Alter im Kopf fit bleiben
- Schlafen wie ein Baby
- Anti-Aging-Pflanzen – Heilpflanzen, die helfen, gesund und leistungsfähig zu bleiben
- Die erforderlichen Untersuchungen, um gesund zu bleiben
- Diabetes Typ 2 wieder loswerden
- Eine intakte Prostata
- Ein gesundes Herz
- Gesunde Zuckeralternativen
- Pflegeprodukte, die eine faltenarme Haut erhalten
- Diverse Altersprobleme wiederlos werden
- Freuen Sie sich öfter, nie grantig sein!

Anhang

Hilfreiche Adressen

Deutschland:

www.bagso.de/: hier finden Sie zahlreiche Hilfestellungen, die das Älterwerden erleichtern:

BAGSO – Bundesarbeitsgemeinschaft der Seniorenorganisationen e. V., Noeggerathstraße 49, D-53111 Bonn, Tel.: 0228 / 249993–0, Fax: 0228 / 249993–20, E-Mail: kontakt(at) bagso.de,

Forschung rund um Gesund Älter werden: Deutschland:

Die Deutsche Gesellschaft für Alternsforschung e. V. (DGfA), http://alternsforschung.org/

CECAD Forschungszentrum, Universität zu Köln, Joseph-Stelzmann-Str. 26, D-50931 Köln

Leibniz-Institut für Alternsforschung – Fritz-Lipmann-Institut e. V. (FLI), Beutenbergstraße 11, D-07745 Jena, Tel: 0 3641 65–6000, Fax: +49 3641 65–6351, E-Mail: info@leibniz-fli.de, www.leibniz-fli.de

Netzwerk Alternsforschung (NAR), Bergheimer Straße 20, D-69115 Heidelberg, Prof. Dr. Dr. h.c. Konrad Beyreuther (Direktor), www.nar.uni-heidelberg.de/

Max-Planck-Institut für Biologie des Alterns, Joseph-Stelzmann-Str. 9b; D-50931 Köln, Tel.: +49 221 37970–0, Fax.: +49 221 37970–800, Presse- und Öffentlichkeitsarbeit: Tel.: +49 221 37970–207, E-Mail: presse@age.mpg.de, https://www.age.mpg.de/de/

Österreich:
Das Institut für Alternsforschung an der Sigmund Freud Privat-Universität Wien, Campus Prater, Freudplatz 1, A-1020 Wien, Tel: +43 (0)1 798 40 98, E-Mail: rektorat@sfu.ac.at, Internet: www.sfu.ac.at
Österreichische Plattform für Interdisziplinäre Alternsfragen (ÖPIA) www.oepia.at/, Laudongasse 21/10, A-1080 Wien, Telefon: +43 (1) 934 67 66 – 600, E-Mail: office@oepia.at, Internet: www.oepia.at

Schweiz:
ETH Zürich, Dep. Gesundheitswiss. und Technol. Schorenstrasse 16, CH-8603 Schwerzenbach, Work +41 44 655 74 07, https://hest.ethz.ch/forschung/Professuren/person-detail.MjIoMjkx.TGlzdC85MiwtNzMwNjY5NDYy.html

Quellen

Apothekenumschau: »Länger jung bleiben« (Schwerpunktthema). 2/21, Wort & Bild Verlag Konradshöhe GmbH & Co. KG, Baierbrunn
Ärzteblatt.de: »Impfung gegen Lungeninfektionen auch jetzt noch sinnvoll«. Berlin, 3/20; www.aerzteblatt.de/nachrichten/111043/Impfung-gegen-Lungeninfektionen-auch-jetzt-noch-sinnvoll
aktiv shop GmbH: »Altersbeschwerden – So bekommen Sie sie gut in den Griff«. Rheine, eingesehen 12/20; www.aktivshop.de/ratgeber/gesundheit-vital/altersbeschwerden-so-bekommen-sie-sie-gut-in-den-griff/
Bachmann C.: »Phytotherapie bei chronisch-venöser Insuffizienz: Wirksamkeit von rotem Weinlaub und von Rosskastanie klinisch belegt«. Schweiz Z Ganzheitsmed Nr. 29, Luzern, Schweiz, 2017; www.karger.com/Article/FullText/477787
»besser länger leben«: Das Magazin für die besten Jahre; Graf Consult, Klosterneuburg:

- »Für immer jung bleiben: Tipps und Tricks«. 6/20, https://besserlaengerleben.at/gesundheit/gesund/fuer-immer-jung-bleiben-tipps-und-tricks.html
- »Richtige Altersvorsorge: Was Frauen wissen müssen«, 8/20; https://besserlaengerleben.at/gesundheit/vorsorge/richtige-altersvorsorge-was-frauen-wissen-muessen.html
- »Pneumokokken-Impfung: Heuer wichtiger denn je« 9/20; https://besserlaengerleben.at/gesundheit/pneumokokken-impfung-heuer-wichtiger-denn-je.html
- »Vegan Essen, eine Philosophie oder Modeerscheinung – Was ist dran?«, 11/19 https://besserlaengerleben.at/kulinarik/ernahrung/vegan-essen-eine-philosophie-oder-modeerscheinung.html
- »Was das Leben für Senioren alles leichter machen kann – Einfache Ratschläge«, 8/20; https://besserlaengerleben.at/gesundheit/partnerschaft/was-das-leben-fuer-senioren-alles-leichter-machen-kann.html
- »Ihr Pensionsantritt – sind Sie gut vorbereitet?«, 1/13; https://besserlaengerleben.at/gesundheit/vorsorge/ihr-pensionsantritt-sind-sie-darauf-gut-vorbereitet.html

Brigitte: »Ernährung – Wir essen uns jung! 5 Tipps gegen das Altern«, Zeitschrift der G+J Medien GmbH, Hamburg, eingesehen 12/20; www.brigitte.de/gesund/ernaehrung/ernaehrung--wir-essen-uns-jung--5-tipps-gegen-das-altern-10168772.html

Bundesanstalt für Landwirtschaft und Ernährung (BLE): »10 goldene Regeln für gesundes Sporttreiben«. Bonn, eingesehen 12/20; www.in-form.de/wissen/10-goldene-regeln-fuer-gesundes-sporttreiben/

Bundesministerium für Bildung und Forschung: »Ernährung im Alter: Wie das Gehirn leistungsfähig bleibt«. Berlin, eingesehen 1/21, www.gesundheitsforschung-bmbf.de/de/ernahrung-im-alter-wie-das-gehirn-leistungsfahig-bleibt-8034.php

Bundesministerium für Gesundheit: »Patientenverfügung«. Berlin/Bonn, eingesehen 1/21; www.bundesgesundheitsministerium.de/patientenverfuegung.html

Bundeszentrale für gesundheitliche Aufklärung (BzgA), Köln-Ehrenfeld:

- »Ist Pneumokokken Impfung sinnvoll?«. 11/18, www.impfen-info.de/impfempfehlungen/fuer-erwachsene/pneumokokken.html
- Bewegung im Alter. Eingesehen 1/21; www.gesund-aktiv-aelter-werden.de/gesundheitsthemen/bewegung-im-alter/
- Doc Esser – »Der Gesundheitscheck: Das Auge – Wie gut sieht der Westen«. Sendung des WDR 3/19

Prof. Dr. med. Faust V: »SEELISCH KRANKE UNTER UNS. Seelische Störungen erkennen, verstehen, verhindern, behandeln«, 9/01, Internet2-Ginkgo-biloba.pdf

Fit for fun: »Optimaler BMI: Leichtes Übergewicht verlängert Leben«, Hamburg, eingesehen 12/20; www.fitforfun.de/abnehmen/der-optimale-bmi-leichtes-uebergewicht-bringt-laengeres-leben_aid_7627.html

Flemmer, Dr. Andrea:

- Verlag Neumann-Neudamm, Melsungen: »Das Multi-Vitamin-Kochbuch«, 11/03, »Das Mineralstoff-Kochbuch«, 12/04
- Fel!x Verlags AG, Wintrich: »Das Anti-Herzinfarkt Ernährungsbuch«, 7/08
- Schlütersche Verlagsgesellschaft mbH & Co. KG, Hannover:
  - »Nervennahrung – Das richtige Essen für starke Nerven und ein gutes Gedächtnis«, 3/11, 2. Aufl.
  - »Demenz natürlich behandeln – Das können Sie selbst tun – So helfen Sie als Angehöriger«, 1/12
  - »Bluthochdruck natürlich behandeln«, 9/13

– «Der Ernährungsratgeber für ein gesundes Herz«, 1/14
– »Schilddrüsenprobleme natürlich behandeln«, 9/14
– »Gesunde Ernährung ab 60«, 2/15
– «Blasenprobleme natürlich behandeln«, 5/15
– «Schilddrüsenunterfunktion erfolgreich behandeln«, 1/17
– «Arthrose – Ich helfe mir selbst«, 01/18
– Diabetes – Ich helfe mir selbst«, 8/18
– «Gicht – Ich helfe mir selbst«, 12/18
– »Der Anti-Krebs Ratgeber«, 9/19
– »Magen- und Darmerkrankungen natürlich behandeln«, Neuauflage 3/20
– »Verdauungs- und Darmbeschwerden – Ich helfe mir selbst«, 2/21

»Bio-Lebensmittel – Nachhaltig einkaufen, gesund essen«, Humboldt-Verlag, 7/21.

»Echt süß! Gesunde Zuckeralternativen im Vergleich«, VAK-Verlags GmbH, Kirchzarten bei Freiburg, 10/11

»Neustart für die Nieren – Wie Sie die lebenswichtigen Organe natürlich reinigen und dauerhaft stärken«, riva Verlag München, 04/20

»Fertiggerichte«, Kneipp Journal, Bad Wörishofen, 3/18

»Myokine – die heilsamen Botenstoffe unserer Muskeln«, natur & heilen München, 7/19

»Vitamine und Mineralstoffe für Senioren«, Allg. Bauernblatt Kempten, Nr. 45, 11/20

Frau im Leben, Happy – Sonderheft Gesund bleiben: »Wie gesund sind Sie?«, »Wacklige Werte«, »Es rumort im Bauch«, »Dann zum Arzt«, »Wenn Muskeln nicht so richtig wollen«, »Innere Ruhe und Schlaf finden«, Bayard Media GmbH & Co. KG, Köln, 2/18, www.frau-im-leben.com

Garde B: »Für immer jung: Können wir das Alter stoppen?«, Planet Wissen, Sendung des WDR 2/20; www.planet-wissen.de/video-fuer-immer-jung--koennen-wir-das-altern-stoppen-100.html

Prof. Dr. rer. nat. Glaeske G: »Elixiere für ewige Jugend?«. UGB-Forum spezial: Gut leben im Alter; 2010, www.ugb.de/lebensmittel-im-test/elexiere-fuer-ewige-jugend/

Heiko de Groot: »Wilde Medizin Die Superkräfte der Tiere«. Sendung des NDR 4/20

Köppe J: »Traum vom ewigen Leben Wie alt können Menschen werden?«. Interview von Dr. Joris Deelen vom MPI für Biologie des Alterns, Köln für »Der Spiegel« Hamburg, 12/20; www.spiegel.de/wissenschaft/medizin/lebenserwartung-wie-alt-koennen-menschen-werden-a-8e77c8d0–3e27–444c-8ac9-d3740ebf65de

»Kontakt«, Mitgliederzeitschrift des DMSG-Landesverbandes Bayern, 4/19: »Kultur beugt Depressionen vor«

Leschs Kosmos, ZDF:

- »Wundermittel Bewegung« 3/18; www.zdf.de/wissen/leschs-kosmos/wundermittel-bewegung-100.html
- »Wie sich die Lebensuhr manipulieren lässt«. 2/20; www.zdf.de/wissen/leschs-kosmos/wie-sich-die-lebensuhr-maipulieren-laesst-100.html

Lettau Personal Dienst GmbH: »Krankheiten im Alter – Typische Leiden & ihre Folgen.«, Gebesee-Erfurt; 7/17; www.pflegekraefte-aus-polen.info/pflege-ratgeber/krankheiten-im-alter-typische-leiden-ihre-folgen-29/

Loidl H: »Gesund essen im Alter: Neun Regeln.«, Seniorenratgeber; Wort & Bild Verlag GmbH & Co. KG, Baierbrunn; 5/20; www.senioren-ratgeber.de/gesund-essen

Osthoff C: »Schluckstörung (Dysphagie): »Probleme im Alter (Presbyphagie).«, Wort & Bild Verlag Konradshöhe GmbH & Co. KG; 5/19; Baierbrunn; www.apotheken-umschau.de/Ernaehrung/Schluckstoerung-Dysphagie-Probleme-im-Alter-Presbyphagie-73751_4.html

Personal Maßsystems GmbH: »Der Herzinfarkt (Myokardinfarkt) bei Frauen.«, Frankfurt a. M., eingesehen 12/20; www.cardiosecur.com/de/ihr-herz/fachartikel-rund-um-das-herz/herzinfarkt-bei-frauen

Petsch D: »Omas Pillen-Falle.« – Sendung des SWR 7/18. https://programm.ard.de/TV/Programm/Sender/?sendung=28113733467367

PhytoDoc-Redaktion: »Anti-Aging: Was hilft tatsächlich? Mit Rosenwurz, Brennnessel, Gelée Royale«. PhytoDoc.de GmbH, Heidelberg, eingesehen 1/21; www.phytodoc.de/erkrankungen/anti-aging

Quarks im Ersten: »Wie alt wollen wir werden?«. Sendung des ARD 11/20; www.ardmediathek.de/daserste/video/quarks-im-ersten/ein-langes-gesundes-leben-koennen-wir-das-altern-stoppen/das-erste/Y3JpZDovL2Rhc2Vyc3RlLm-RlL3F1YXJrcy1jYXNwZXJzL2Q2MzRjNmMyL-WY3NDYtNDcwNS1iYjIwLTQ2OWVhNzA1YTFmYw/

Prof. Dr. Dr. Heinz Schilcher:

- »Kleines Heilkräuter-Lexikon«, Walter Hädecke Verlag, Weil der Stadt, 5. Aufl. 08
- »Leitfaden Phytotherapie«, 5. Aufl. 16, Urban & Fischer Verlag bei Elsevier München
- Dt. Seniorenliga e. V.: »Verdauungsstörungen im Alter – 10 Fragen – 10 Antworten«, Bonn, eingesehen 12/20;DSL_Verdauungsstörungen_im_ Alter_2018.pdf

Soliman T & Lapp T: »Für immer jung – Machen Forscher einen Menschheitstraum wahr?« aus der Reihe »Die Story »des WDR Köln, 3/21; www.wdr.de/programmvorschau/wdrfernsehen/sendung/2021–03–03/44312338/fuer-immer-jung-machen-forscher-einen-menschheitstraum-wahr-.html

Soutschek S: »Wie Sie gesund alt werden«. www.senioren-ratgeber.de, Wort & Bild Verlag Konradshöhe GmbH & Co. KG, Baierbrunn bei München, aktualisiert 03/17, www.senioren-ratgeber.de/gesund-altern

Stiftung Warentest Berlin:

- test Spezial 50 plus. Sonderheft 9/09
- Altersbeschwerden. 11/20; www.test.de/medikamente/krankheit/altersbeschwerden-k225/

  SWR: »Die Tricks mit Tiefkühl- und Fertigprodukten«. Sendung 1/21; www.ardmediathek.de/swr/video/do-

ku-und-reportage/die-tricks-mit-tiefkuehl-und-fertig-produkten/swr-fernsehen/Y3JpZDovL3N3ci5kZS9hZXgvbzEzODQ0ODE/ Verbraucherzentrale NRW e. V.: »Vegetarische und vegane Lebensmittel im Alter – eine gute Alternative?«.
Düsseldorf, 6/20; www.verbraucherzentrale.de/wissen/lebensmittel/ernaehrung-fuer-senioren/vegetarische-und-vegane-lebensmittel-im-alter-eine-gute-alternative-48888
Vitapublic GmbH: »Altersbeschwerden (Alterssyndrome)«. München, eingesehen 12/20; www.vitanet.de/krankheiten-symptome/altersbeschwerden
Wagner K: »Therapie gegen das Altern? Lebensalter entscheidend für positive o. negative Effekte des Diabetesmedikaments Metformin«. Leibniz-Institut für Alternsforschung – Fritz-Lipmann-Institut e. V. (FLI), 11/20; https://idw-online.de/de/news757800
Wikipedia:

- »Lebensphase«. Zuletzt bearbeitet: 10/20, https://de.wikipedia.org/wiki/Lebensphase
- «Liste der ältesten Menschen«. 1/21; https://de.wikipedia.org/wiki/Liste_der%C3%A4ltesten_Menschen

Withania: »10 Jahre jünger aussehen«. Withania GmbH, Berlin, 4/16; www.anti-aging-magazin.de/gesundheit/39–10-jahre-juenger-aussehen.html
Xenius: »Altersforschung – Warum wir immer länger leben«. Sendung von Arte 1/21, www.arte.tv/de/videos/092139–033-A/xenius-altersforschung/
Zehnder I: »Die Bauchspeicheldrüse«. Verlag A. Vogel, 05/16; CH-Teufen AR; www.avogel.ch/de/ihre-gesundheit/gesundheitsthemen/bauchspeicheldruese.php

Literaturverzeichnis

1 Köppe J: «Traum vom ewigen Leben Wie alt können Menschen werden?«.- Interview von Dr. Joris Deelen vom MPI für Biologie des Alterns, Köln für «Der Spiegel« Hamburg, 12/20; www.spiegel.de/wissenschaft/medizin/lebenserwartung-wie-alt-koennen-menschen-werden-a-8e77c8d0-3e27-444c-8ac9-d3740ebf65de

2 https://epdf.pub/bio-lebensmittel-warum-sie-wirklich-gesunder-sind.html

3 Glaeske G. Elixiere für ewige Jugend? UGB-Forum spezial: Gut leben im Alter. S. 13-15, 2010, https://www.ugb.de/lebensmittel-im-test/elixiere-fuer-ewige-jugend/

4 https://www.ugb.de/lebensmittel-im-test/elixiere-fuer-ewige-jugend/ https://www.ugb.de/lebensmittel-im-test/elixiere-fuer-ewige-jugend/druckansicht.pdf

5 https://www.ugb.de/lebensmittel-im-test/elixiere-fuer-ewige-jugend/ https://www.ugb.de/lebensmittel-im-test/elixiere-fuer-ewige-jugend/druckansicht.pdf

6 https://www.hopkinsmedicine.org/health/wellness-and-prevention/aging-well

7 https://www.tageskarte.io/zahlen/detail/wie-leben-veganer-in-europa.html

8 https://www.augsburger-allgemeine.de/wissenschaft/Wie-gesund-leben-Veganer-Studie-belegt-positive-Effekte-pflanzlicher-Ernaehrung-id32174237.html

9 Kulshreshtha A, et al: Life's Simple 7 and Risk of Incident Stroke: The Reasons for Geographic and Racial Differences in Stroke Study. Stroke. 2013;44:1909-1914. http://www.ncbi.nlm.nih.gov/pubmed/23743971

10 Vitamin K status, cardiovascular disease, and all-cause mortality: a participant-level meta-analysis of 3 US cohorts M Kyla Shea, Kathryn Barger, Sarah L Booth, Gregory Matuszek, Mary Cushman, Emelia J Benjamin, Stephen B Kritchevsky, Daniel E Weiner, The American Journal of Clinical Nutrition, Volume 111, Issue 6, June 2020, Pages 1170–1177, https://doi.org/10.1093/ajcn/nqaa082; Published: 02 May 2020

11 Prof. Dr. Dr. h. c. Konrad Beyreuther: »Alles vergessen – Volkskrankheit Alzheimer« »Gesundheit als Ressource«, 9. MEA Jahreskonferenz, Univ. Heidelberg, Mannheimer Schloss, 11/10, pdf-Datei

12 https://www.psychosoziale-gesundheit.net/seele/ginko.html

13 https://epdf.pub/bio-lebensmittel-warum-sie-wirklich-gesunder-sind.html

14 https://www.e-periodica.ch/cntmng?pid=vgn-002:2010:67::617

15 Kerstin Heydecker: «Anti Aging: Forever young ?!«, Zusammenfassung ihrer Diplomarbeit, Sommer 2003, www.reife.ch/Sommer03/anti-aging.html

16 https://www.anti-aging-magazin.de/gesundheit/39-10-jahre-juenger-aussehen.html

17 https://www.anti-aging-magazin.de/gesundheit/39-10-jahre-juenger-aussehen.html

18 Leschs Kosmos: »Wundermittel Bewegung«, ZDF vom 28.3.18; www.zdf.de/wissen/leschs-kosmos/wundermittel-bewegung-100.html

19 https://www.dza.de/forschung/forschung-am-dza

20 https://goldenage.eu/aktiv-und-mobil-auch-im-alter-5-tools-die-senioren-das-leben-leichter-machen/

21 Planet Wissen: Trügerisches Gedächtnis, Sendung des SWR vom 20.2.20, https://www.planet-wissen.de/sendungen/sendung-gedaechtnis-100.html

DU MÊME AUTEUR

DAHIJ, Gallimard, 2009

105 RUE CARNOT, Mémoire d'encrier, 2011

MÉDITATIONS AFRICAINES, Mémoire d'encrier, 2012

AFROTOPIA, Philippe Rey, 2016

HABITER LE MONDE, Mémoire d'encrier, 2017

ISHINDENSHIN, Mémoire d'encrier, 2017

RESTITUER LE PATRIMOINE AFRICAIN, avec Bénédicte Savoy, Philippe Rey/ Le Seuil, 2018

LA SAVEUR DES DERNIERS MÈTRES, Philippe Rey, 2021

TRACES, Actes Sud, 2021

L'ÉCONOMIE À VENIR, avec Gaël Giraud, Les liens qui libèrent, 2021